U0070769

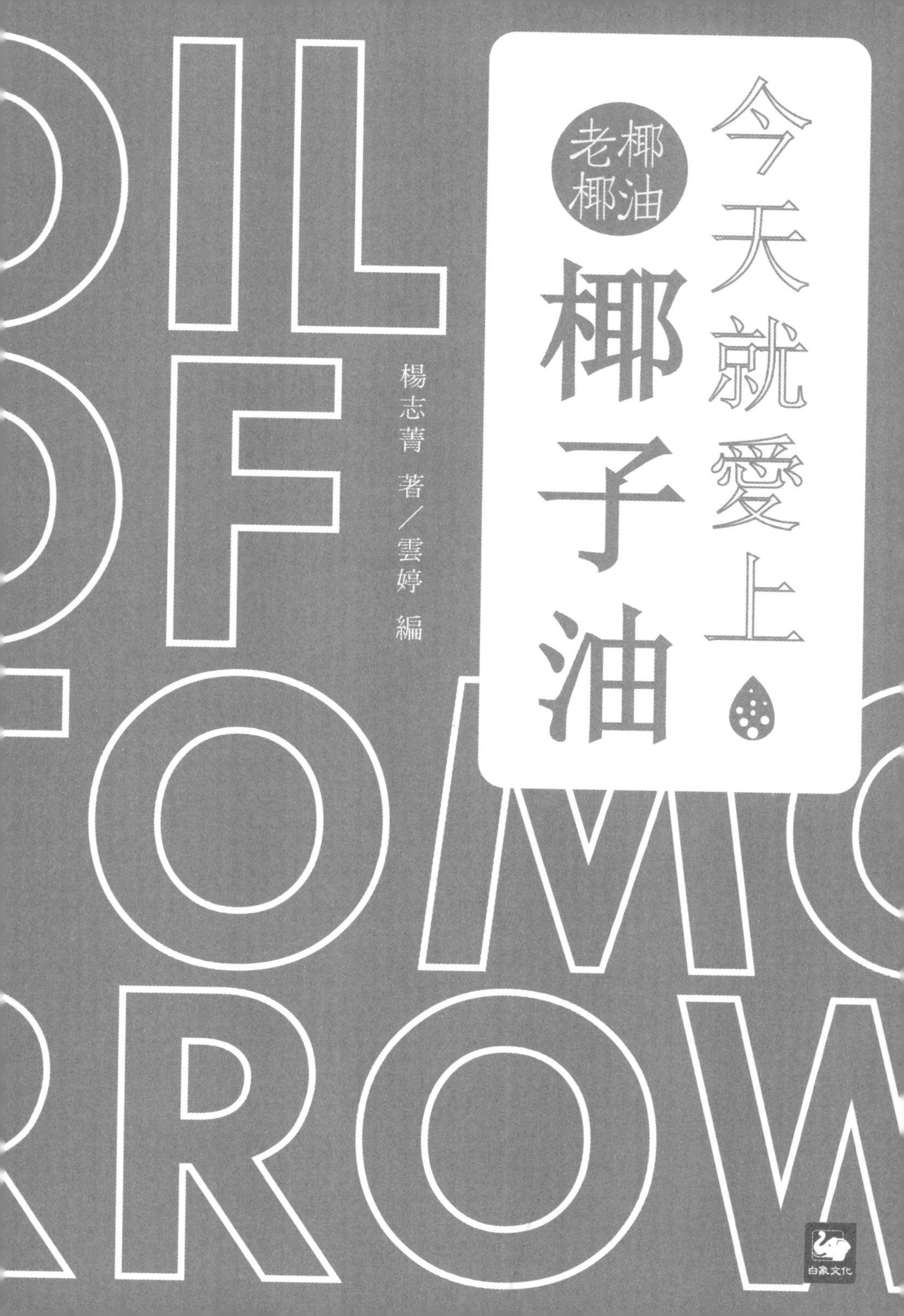

今天就愛上椰子油
椰油老椰
楊志菁 著／雲婷 編
OIL OF TOMORROW
白象文化

# 目次

# 前言

## 我與椰子油

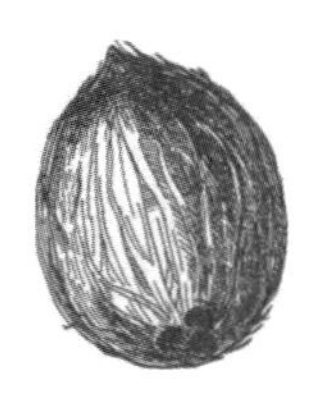

會從一個單純喜愛椰子油的消費者到決定成立品牌和寫一本關於椰子油的書，是因為希望透過看書的方式讓更多人和我一樣瞭解椰子油的好，了解它的製作方式，並可以在混亂的市場中為自己跟家人挑選適合的產品。

當初會接觸椰子油是因為認識了強調吃好油和低糖攝取的根治飲食。自己身體力行後，困擾我多年的便祕人生居然好轉，完全是身體告訴我的改變，並非研究報告上寫著椰子油裡面有多少中鍊脂肪酸或是月桂酸對人體多好多好。我們的消化吸收和有沒有吃進好油有絕對的關係。聆聽身體是必需的，油是飲食所必需，也應該是一切料理的基礎。

台灣是個美食王國，各國料理還有甜點都可以被發揚光大。先不論美食背後是否有複雜加工過程，少了懂得選擇好油的知識真的很可惜，因為如果油用錯了，就算遇上再好的食材也是浪費。不好的油品使用通常是價格導向，也跟烹調者知識與接受度相關，所謂高級植物氫化油或是沙拉油現階段還是普遍運用在我們煎煮炒炸燉裡面，更或者觀念覺得瀝掉油就好，但是油是人體的必需營養來源，為什麼不選用好油吃好油呢？

現代社會的人要花更多的金錢來治病，因為病毒一直在越變越強大，抗生素只會把我們身上好壞菌同時殺光光。試想一直餵我們身體吃藥對嗎？還是要三餐吃的正確進而增加免疫力進而改變人生？學習觀察自己對食物吃下肚的反應更是一個學習，椰子油絕對是三餐飲食的好夥伴，更可用在美容護理保養。

2018年初我來到位在南太平洋上的島國──薩摩亞的查塔姆島。這座原始熱情充滿椰子樹的小島，1694平方公里的土地上只有一支紅綠燈。

我特地來這裡觀摩製作椰子油的工廠，也來拜訪它的主人。椰子農場所在的地方水是生飲等級，是我喝過最好喝的山泉。在這裡我見識到什麼叫全國性的自然有機種植，一切那麼自然乾淨單純，動物植物農作物全都長的那麼好。薩摩亞的種植不只對環境很友善，對農友也是。薩摩亞人認為整個團體一起變好比起少數人受惠更重要。這種共利的團體精神讓我很感動。在這個簡單模式裡面，少了中間商的利潤剝削，農民可以有更好的收入，消費者也可直接獲得高貴不貴的商品，是我所嚮往的商業模式。我很幸運可以遇到理念相同的生產者，並進而把這個產品帶給更多人。

希望透過自己的使用經驗，可以將椰油推廣給更多人。讓本來對椰子油不了解的朋友可以先從試著先對椰子油多一點了解，進而願意嘗試，更懂得挑選好的產品，再到喜愛椰油以至頻繁使用。我更希望在椰油的使用普遍後，最終可讓更多來源選擇恰當，對環境和生產者都友善公平的事業可以永續發展。

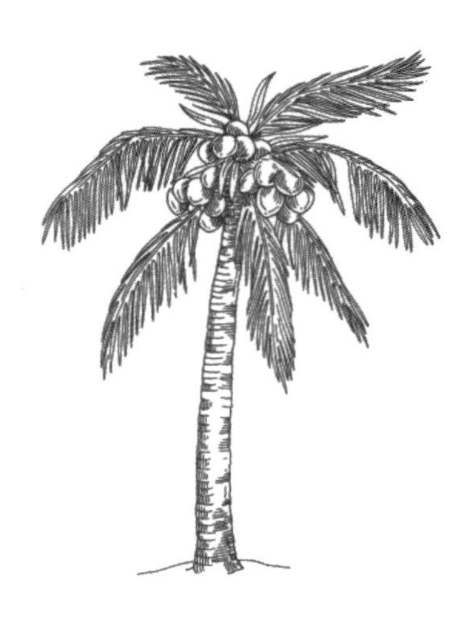

「我們是用夢想織成的。」

——莎士比亞

# 第一章

## 到底我們為什麼要吃椰子油？

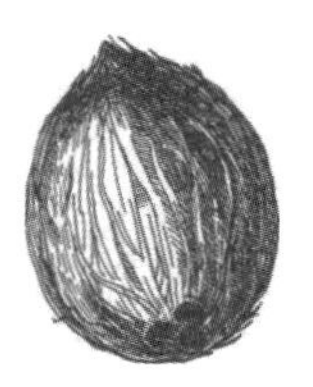

「椰子油曾是一個有爭議的產品。因爲它含有近90%飽和脂肪，而飽合脂肪常年又被污名化。但進年來已有越來越多的研究証明，飽和脂肪並不是影響健康的元凶，高糖／醣和不均衡飲食才是造成各種建康問題的主因。」

很多人都在說吃椰子油對身體好，但它到底好在哪呢？油脂這東西對人體來說其實是郵差，幫助蛋白質做他們的工作，跟生長、免疫功能、繁殖等基礎代謝方面習習相關。好油讓我們有優質膽汁可以均勻消化食物，所以缺乏油脂會導致身體消化不平衡，間接造成消化系統疾病。消化好排泄好，自然皮膚也會好。好油對我們的腦子也很重要，因為腦部60%是油脂，因此油脂攝取對記憶力有很直接的關係。

相對低糖（醣）飲食減少血糖震盪，自然腦子也比較清楚，不難想像透過攝取椰子油大量中鏈脂肪可活化大腦產生酮體，延緩阿茲罕默的發生，雖然目前並沒有百分百證實椰子油可以改善阿茲罕默症，但已聽聞無數，許多人因為在飲食中增加攝取椰子油來改善腦部退化，改變了生活。

談椰子油之前，先了解一下脂肪酸。脂肪酸是油脂分解後的最小單位，脂肪酸能幫助血液跟淋巴在身體運作，為細胞膜提供原料，為心臟肌肉提供能量，提供肝臟膽固醇與膽汁原料。細胞膜品質好滲透力好，養分才進的來，廢物也才能排的出去，細胞才會健康。脂肪細胞同時也能幫助我們儲存一些營養物質。所謂的「脂溶性」維生素A、D、E和K都要先溶解於油脂中，之後才能被身體吸收。三酸甘油脂，膽固醇和其他必需脂肪酸，都必須從食物中攝取，人體自身是不能合成的。

脂肪酸對於身體運作這麼重要，攝取品質好的油脂就很關鍵了。椰子油除了對消化系統有益，還有利於防止各種胃病和消化不良引起的問題。椰子油中富含的飽和脂肪具有抗菌特性，可以殺死大部分會引起消化不良的細菌，真菌和寄生蟲，同時也有助於吸收其他營養物質，如維生素、礦物質和氨基酸。

若已有消化道問題或是膽囊已切除，就更不要懷疑，直接多吃椰子油來改善消化問題。椰子油的中鏈脂肪酸高，不太需要膽汁分解就可以被小腸吸收，特別適合有膽管堵塞或膽囊已切除的人。膽汁的成分是膽固醇，膽固醇的原料就是油脂。如果吃的油脂是品質好的天然油脂，就會有稀釋能流動的正常膽汁。這樣的膽汁從膽囊擠出來時，就會均勻噴灑在要準備進入小腸的食糜上，讓食糜中的油脂乳化，易於吸收。低脂飲食與高澱粉飲食（五穀雜糧都是澱粉），以及吃不好的油（精煉過的植物油或是氫化油）都是造成膽汁穠稠的主因。油吃的不好，分泌的膽汁就會會呈現濃稠膠狀不好流動，膽擠壓時只能慢慢流出來，容易滯留造成膽堵塞，更嚴重的情形就會生瘜肉，最壞情況就會要切除。另外肝膽是相連的，如果膽塞住了，肝會也跟著塞車。記得以前還不懂油脂和消化的關連時，都會覺得怎麼吃了很貴的魚油，還沒有什麼效果。其實主要是因為自己當時身體的消化吸收情況不好，所以吃再好的油也沒有感覺。

長期膽囊堵塞的人（像以前的我）也容易有習慣性便祕。沒有吃好油，消化不完全，腸道的壞菌就會坐大，便祕問題就隨之而來，這時就算吃再多益生菌也沒用。後來我開始三餐都有食用椰子油之後，便祕問題就開始有很明顯的改善。

椰子油的營養主要來自其中的中鏈脂肪酸（MCFA），其品質等同於人類母乳中的營養。品質越高的椰子油含有更多的中鏈脂肪酸。成年人每天需要消耗約3.5湯匙椰子油（1 table spoon = 15 ml），對於不習慣於椰子油飲食的人來說，建議先從少量開始，炒菜時候使用或是加在味道較重的食材（如咖哩）內一起料理，既好吃又可以大量攝取椰子油。之後再觀察自己身體如何反應，當飲食裡的油改變了，原來堵塞的膽汁要開始移動，漸漸的消化情形就會得到改善。

「其他的油一定不好嗎？」

常年來大家會對油有恐懼的真正原因就是對油脂的不了解，大家最容易有的誤解就是：**吃油好像會導致心血管問題？**

其實高糖飲食會讓血液變酸，侵蝕血管，如果同時又在飲食中攝取高油脂，便給了身體修護的原料──膽固醇，這時本不該出現在血管壁上的膽固醇就會造成所謂的動脈硬化了。所以即使我們很用心的選好油，但是醣類甜食沒有減少，**高油高糖飲食才會容易引起心血管問題，不能因為改用好油就可以肆無忌憚吃糖（醣）**。

油脂還分動物油和植物油。植物種子本身是有益的，但種子油多為不飽和脂肪，所以是「天生的不穩定」，大部分商業製油普遍使用化學氫化方式提高冒煙點，目的讓油變得穩定，可高溫煎煮炒炸，還可久放，適合在賣場銷售，但營養也不見了。

如果我們餐餐食用高溫會變質的植物油，或是經過氫化的油，當然要少油！這些油吃下肚，長久會讓膽汁濃稠，就像抽油煙機裡厚厚黑黑的油垢，接著消化不良放屁打嗝就跟著來。

希望大家可以了解好油的必要性，再來懂得挑選適當的油品來使用，也希望大家了解何謂均衡飲食。

除了好油重要性，吃食物的比例跟順序也很重要，因為血糖平衡很重要。

因朋友的推薦讀了「要瘦就瘦要健康就健康」作者賴宇凡這本書，本來我的目的想要瘦一點，後來才知道血糖平衡跟身體重要性，變瘦只是附加價值。

血糖平衡改善我注意力不集中的問題，以往以為是自己心浮氣躁，殊不知是因為吃的順序不對，一般大家都知道高糖甜點會有sugar high的問題，但其實每餐先吞麵包米飯（即使是五穀雜糧）也是一樣的道理，因為澱粉化成醣的速度是很快，分解快相對血中糖分也高的快，這也就是為什麼知道糖尿病患者不能吃白飯。血糖上的越快，之後就掉的也快。過高血糖刺激了胰島素，過低血糖刺激了腎上腺素，就這樣惡性循環的消耗我們的器官。

透過書裡的講解，了解到什麼叫做均衡飲食：足夠蛋白質，搭配充足好油，搭配綠色蔬菜，第一口慢慢咀嚼放鬆心情吃肉，少量的澱粉應該是配角（最好是由好油包覆住以減低升醣的速度），這樣的方式讓我心悸減少，注意力集中，我覺得腦袋有氧，記性變好了，吃飽不會想睡覺，代謝變好，當然就也變瘦了。根治飲食同時也改善了我的消化問題，以前不是便祕、就是拉肚子，經過持續調整飲食，每天固定上大號原來不難。

「花多點錢，吃少一點。」

——麥可波倫／飲食規則

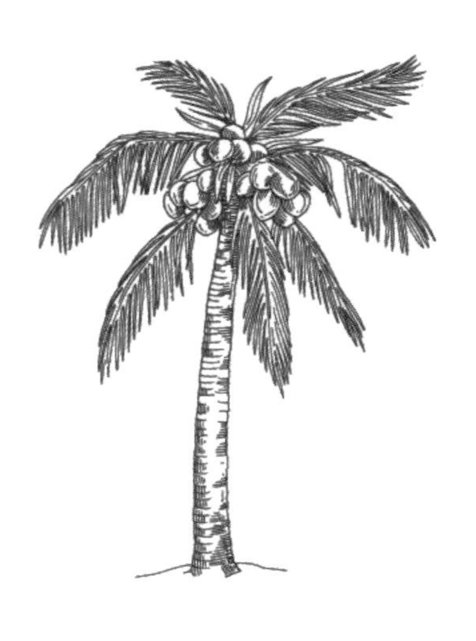

# 第二章

## 除了拿來入菜，
## 椰子油還可以怎麼用？

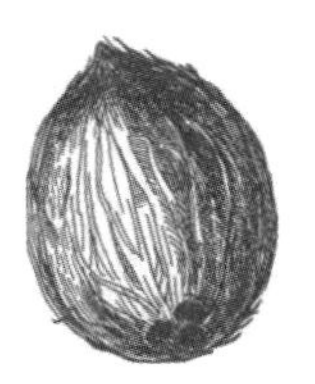

「吃椰子油對我們的消化吸收幫極大，但椰子油的功用遠不只於此。」

## 吃椰子油幫助瘦身

想要有效減重，除了飲食中有效減糖／醣外，再搭配初榨椰子油更是事半功倍。研究表示椰子油含的大量中鏈脂肪酸，有助於減少腹部肥胖，助於減肥。與其他食用油相比，椰子油更容易消化，增加身體的代謝率，從而燃燒更多的能量。

肥胖不只是卡路里的問題，熱量的來源也很重要，不同的食物會以不同的方式影響我們的身體和激素。椰子油中的中鏈脂肪酸（MCFA）可比其他脂肪燃燒多卡路里。美國有研究關於中鍊和長鏈脂肪酸在人體中的療效，攝取同等量的油，椰子油所消耗的能量比其他的油多，從長遠來看是可以顯著的體重減輕。已有試驗研究通過攝取VOC（初榨椰子油）能減少腰圍尺寸，特別是男性。

代謝不良進而引發肥胖問題，已是世界上最大的健康問題之一，減肥藥或許有快速效果，但身體代謝功能並不能因此改善，通常只會越減越胖因為藥物反而打亂身體自我調節功能，導致代謝更差。基本上減少糖類還有碳水化合物攝取（包括加工食品）已經能有效瘦身，在低糖低碳原則下肉類海鮮高蛋白也無需忌口，好的油可以讓膽汁充足，接著代表消化好，接著代謝也會慢慢變好，自然不會囤積多餘的脂肪。

## 食用椰子油可提高基礎代謝率

不動時用來維持身體所需的能量叫做基礎代謝率（BMR），超出的熱量如果不消耗掉就會被身體貯存。若有兩人進食的量相同，基礎代謝率高的人會燃燒更多卡路里，脂肪不易堆積在體內。要想提高基礎代謝率，運動增加肌肉量是最有效的方法，在飲食中以椰子油取代了精煉油，也可加速新陳代謝再加上少糖（醣）往往能夠達到有效減肥的目的。

椰子油的中鏈脂肪所供應的熱量要比其他油脂少一點，比起一般長鏈脂肪供應的9卡要少。糖每公克可提供只有約4卡熱量，所以飲食有脂肪比較不怕餓。中鏈脂肪在消化時並不組成脂蛋白，而是直接進入肝臟轉化成能量。此外，由於中鏈脂肪酸的鏈比較短，在沒有代謝反應前，是不能作為脂肪細胞的結構材料，所以只會以熱量方式被消耗掉而無法形成脂肪。所以增加飲食中的中鏈脂肪攝取可以達到降低體重、減少體脂。

椰子油是大自然中鏈脂肪酸最豐富的來源之一，如果新陳代謝受到節食或壓力的損害變慢，可每日使用椰子油來恢復正常代謝運作。長鏈脂肪酸對人體來說較難分解並用於能量，並容易以脂肪形式儲存。食用椰子油可以幫助身體氧化（燃燒）更多的脂肪，並改善新陳代謝。

## 提高免疫力

食用初榨椰子油也有利於提高免疫力，可以殺死有害微生物，因為椰子油中含有抗菌能力的月桂酸（C12）、癸酸（C10）和辛酸（C8），它們具有抗真菌和抗病毒性能，所以可用來增強身體免疫系統。這些物質已被證明可以殺死金黃色葡萄球菌和白色念珠菌，有助於預防感染。研究支持它作為處理引起皰疹，流行性感冒等疾病的病毒和細菌的方法。

市面上很流行的MCT oil一般來說是沒有月桂酸的，身體需要消炎應使用初榨椰子油（VOC）。我有看到過市場上有標示「MCT oil with Laurin Acid」的產品。通常在中鍊脂肪酸被特別萃取出之後，月桂酸應不存在（這也是MCT oil的一個缺點）而且月桂酸含量高的油遇低溫很容易變成固態，但有些標示含有月桂酸的MCT oil卻連在低溫環境都還是液態。月桂酸對我們人體有太多好處，雖然不容易能判斷產品標示真偽，但我對含有月桂酸的MCT oil還是持保留態度，吃進身體裡的產品我比較喜歡單純點的。

## 油拔 Oil Pulling

這是已被使用數千年的保健古法。我們嘴裡有幾千種不同類型的細菌，變形鏈球菌是口腔主要細菌之一，是斑塊積聚和蛀牙的關鍵因素，口中的細菌在牙齒上形成一個「膜」這就是我們所知道的牙斑。牙齒上有一些斑塊是正常的，但如果太多，可能會導致各種問題，包括口臭、牙黃、牙齦炎和蛀牙，油拔oil pulling的好處是減少口中有害細菌的數量。

傳統印度民間會使用其他油，如芝麻油或葵花油。我個人喜歡椰子油，因為它能有效抗菌。如果睡前椰子油漱口，會發現隔天早上嘴巴比較不臭。月桂酸（C12）已被證明有抗菌功效，它可以殺死細菌，病毒和真菌。與其他油品相比，淡淡的椰香也比較好聞，

油拔方式很簡單，用油漱口的時候，細菌會「卡」在油裡。睡前取一湯匙椰子油，漱口15分鐘讓油穿梭在

齒縫間，如果面部肌肉疼痛，那麼要放鬆一點或少放點油，讓油在整個口腔請洗，油會包住細菌變成乳白狀，完成後吐在廚房紙巾包起丟垃圾桶，不要吐在水槽或馬桶，才不會造成阻塞。

我曾經因為太累嘴唇長皰疹，越晚越累越腫大，我當時就是靠用椰子油漱口，早早睡覺休息，隔天腫大情形就會好很多，連漱口幾天好更快。家中長輩有牙周病問題用消炎藥都只能短暫止痛，但是使用椰子油漱口後居然大幅改善。在抵抗力低的時候或是感冒高峰期，使用椰子油漱口也可以殺菌和加強抵抗力。

我們都知道病從口入，所以減少牙齦和口腔炎症也會同時改善消化問題和讓整體健康受益。

## 預防與對抗白色念珠菌感染，一直吃抗生素不是解決之道！

念珠菌是一種單細胞酵母菌，廣泛存在於人體和環境中。在人體裡它們主要生長在那些與外界相通的器官中，尤其是酸性的陰道。它們與其它真菌、細菌形成的菌群互相抗衡，通常相安無事。只有在特殊情況下，出現了特別適宜念珠菌生長的條件和／或不適宜其它菌群生長的條件，念珠菌大量生長並擴張勢力，菌群平衡被打破，才會導致人體生病。菌種不平衡會發生在所有年齡和性別。但是，婦女更容易受到影響。長時間使用抗生素藥物、高糖／醣飲食，渴望甜食、麵包或酒精飲料，都會造成失衡。

念珠菌屬的細菌中約有二十種會造成感染，屬於黴菌感染，其中最常見的是白色念珠菌（CANDIDA ALBICANS），常見的感染部位是口部，常發生在免疫系統較弱的人身上。在感染口腔時，就會引發鵝口瘡

（Thrush），症狀和病徵包括在舌頭、口腔以及咽喉的部位出現小白點。當它感染陰道，就會引起一般稱作酵母菌感染（Yeast infection）的疾病，會有包括外陰部搔癢、灼熱感有時甚至會有類似起司塊狀的分泌物從陰道流出的情形。潰瘍瘡和癬或是灰指甲感染，甚至在潮濕的天氣或發霉的地方感覺特別不好，都是身體菌種失衡的表達方式。

初榨椰子可以緩解念珠菌引起的炎症，包括外部和內部，椰子油高保水能力可防止皮膚乾燥和開裂。在椰子油中發現的癸酸C10、辛酸C8、己酸C6、肉荳蔻酸C14和月桂酸C12有助於消除白色念珠菌。在國外辛酸C8已有相當長時間被用於對抗念珠感染。

長期使用抗生素被認為是慢性念珠菌病發展最重要的因素，因為抗生素把好菌壞菌全殺光，包括免疫系統和腸道內的正常細菌。要擺脫念珠菌感染讓消化系統恢復平衡並不容易。要觀察自己飲食，防止過量攝取糖／

醣，才能讓細菌餓死。

如有念珠菌感染狀況，除了飲食中減少糖／醣攝取，補充初榨椰子油VCO，同時服用益生菌補充飲食，可用來平衡腸道中的菌群並重建免疫系統。傳統的發酵食品或是自製無糖優格也是攝取好菌來源。

與其他藥物治療念珠菌不同，初榨椰子油食療作用是逐漸的，不是劇烈或突然的，這給我們身體適當的時間慢慢恢復不復發。

## 椰子油飲食抗念珠菌感染使用方式

- 每天攝取至少3.5湯匙的初榨椰子油，可先少量嘗試，再慢慢增加。

- 添加傳統的發酵食物到飲食中，或是補充益生菌（不要有糖）。

- 從飲食中清除糖和精緻碳水化合物（白麵包、麵食等）。

- 若因念珠菌感染而導致私密處搔癢破皮，可用初榨椰子油當基底油，搭配檸檬馬鞭草精油還有沒藥精油、德國洋甘菊精油用棉花棒擦拭患部來舒緩。

## 椰子油是更年期賀爾蒙平衡重要調節劑

不論男女，賀爾蒙平衡與否對更年時期的身理，心理都十分重要。對女性來說，在一生當中最需要注意女性賀爾蒙失衡的兩個時間，就是生產後跟更年期。椰子油中含有月桂酸對女性製造荷爾蒙是個調節劑。

雌激素不僅是女性的生理激素，更是女性的青春激素和健康激素。女性一旦雌激素減少，皮膚就會變得粗糙，皺紋早生，骨骼鬆脆，脂肪也會增加。

荷爾蒙是我們細胞間的橋樑，例如血糖升高時胰臟分泌胰島素來降血糖、感到急性壓力時腎上腺分泌腎上腺素來應付壓力、女性也因為卵巢分泌的雌激素和黃體素所以擁有月經週期和生育能力。

現代人壓力大、飲食不均衡，還有環境賀爾蒙，這些因素都有可能影響到體內荷爾蒙的運作，也就是所謂

「內分泌失調」，許多疾病隨之而來。人體的內分泌系統非常的廣泛，跟油脂有關係的就是「性荷爾蒙」，舊版美國飲食指南建議每人每天攝取量應低於300毫克膽固醇，最新飲食指南在2015年初公布取消上限，多項研究顯示飲食中的膽固醇對健康成年人血液中膽固醇濃度並沒有顯著影響。人體七至八成膽固醇是自行製造，只有兩至三成來自食物。

人體製造性荷爾蒙的材料是「膽固醇」，包含女性荷爾蒙（雌激素、黃體素），以及男性荷爾蒙（睪固酮）。膽固醇太低會影響到性荷爾蒙製造，也聽聞年輕女性為了減肥，三餐水煮，飲食極度清淡無油脂，幾個月後出現月經異常、皮膚乾燥失去光澤、掉頭髮等現象，甚至有些人想要懷孕卻一直無法成功受孕，根據研究報導這都是荷爾蒙失調狀況。

身體除了利用膽固醇來製造「性荷爾蒙」之外，也會用它來製造「壓力荷爾蒙」，例如：皮質醇Cortisol。

當長期處於慢性壓力的狀態下，腎上腺皮質需要製造更多的皮質醇來幫助我們應付壓力，而身體製造皮質醇把膽固醇材料都用完了，因此造成性荷爾蒙減少，這也解釋了壓力會造成不孕、荷爾蒙失調的原因。

# 椰子油跟糖尿病的關係

正常的身體藉由胰臟所分泌的胰島素來調控血糖，胰島素是一種蛋白質激素參與調節碳水化合物和脂肪代謝，控制血糖平衡，可促使肝臟、骨骼肌將血液中的葡萄糖轉化為糖原，讓血中的葡萄糖進入細胞內提供能量，當胰島素的量不夠或是身體對胰島素降血糖的能力反應不佳時，就會產生血糖過高的問題，也就是所謂的糖尿病。

第Ⅱ型糖尿病患者多數肥胖，通常以身體抵抗胰島素開始，一旦胰島素阻抗增加，糖分就無法順利進入細胞內，留在細胞外面的血液裡，導致血糖升高的同時，也會讓胰臟誤以為要分泌更多胰島素來降血糖。這樣不正常的回饋效應久了，胰島素的傳送訊號就會產生損壞，造成身體更多代謝性紊亂的問題。椰子油中鏈脂肪含量高，除了不易在身體堆積脂肪，可做為糖尿病飲食控制的一個主軸，同時它能提升胰島素分泌量，改善胰島素阻抗，並提高細胞對它的敏感度。

簡單來說椰子油可以幫助保持健康的血糖平穩，因為椰子油的中鏈脂肪酸易於燃燒獲得能量，不會過度刺激胰島素。在餐前或餐中加入椰子油也會降低正在進食的血糖影響，從而防止血糖快速升高和降低。這是因為脂肪的消化速度比碳水化合物慢，所以如果將兩者結合起來，脂肪有助於減緩碳水化合物的消化。

## 椰子油內含豐富的抗氧化劑，對骨質疏鬆是有益處

目前研究發現，體內氧化壓力（oxidative stress）升高，會造成骨密度下降，形成骨質疏鬆的重要原因，因此補充抗氧化物被視為可延緩骨鬆的方法。而椰子油含有豐富抗氧化劑，能防止自由基對人體的損害。

## 椰子油對懷孕女性還有新生兒的幫助

椰子油中含有大量月桂酸，一種強大的抗微生物脂肪酸，可保護胎兒和新生兒的免疫系統。孕婦及哺乳期婦女可多吃椰子油，以增強子宮的環境和母乳的品質。已有研究討論子宮的環境會影響寶寶的長期健康，例如自閉症、過敏、哮喘、食物過敏和其他慢性疾病等。這也是為什麼嬰幼兒配方奶粉通常含有椰子油。在懷孕和哺乳期間使用椰子油可提供豐富的飽和脂肪和大量的月桂酸，不僅母體直接受益，而且寶寶也會得到同樣的好處。飽和脂肪含量可幫助懷孕期間建立足夠的脂肪儲備，並為母乳喂養做好準備。在懷孕和哺乳期間，寶寶將從媽媽的身體獲得重要的營養和卡路里，這就是為什麼健康飲食不僅直接影響母體健康，而且對孩子的健康至關重要。

月桂酸的好處在哺乳期繼續影響，因為這些益處直接通過母乳傳遞給寶寶，母乳由約20％的月桂酸C12和癸酸C10組成，有助於保護寶寶免受疾病的侵害。美國臨床營養學雜誌發表的一項研究表明，哺乳母親如果吃富含椰子油和其製品的飲食，其母乳中的月桂酸和癸酸水平會顯著增加。研究結果表明，每一次椰子油可以顯著影響母乳脂肪酸成分1至3天，在食用完後10個小時內影響最多。孕婦不僅可以在懷孕和哺乳期間吃椰子油，而且可以將它塗抹在皮膚上，椰子油能有助於防止妊娠紋和緩解由於腹部和乳房的皮膚緊繃引起的瘙癢。

# 椰子油可當基底油

## 1）擦頭皮養髮

使用椰子油護髮有助於頭髮的健康生長，使頭髮有光澤。它在減少蛋白質的流失上有顯注效果，可幫助受損頭髮的再生長過程，這就是為什麼椰子油可被用作頭髮護理油，和製造各種護髮素和頭皮屑舒緩基底。

可直接把油塗抹在頭髮做髮膜再沖洗掉，因為椰子油太滋潤，停留在頭髮上其實會太油，所以需要沖洗掉。如果不想要沖洗掉，就適量取1～2滴按摩頭皮。想要更有效一點，可以搭配雪松／迷迭香精油強化髮根，增加髮量，也可加入伊蘭伊蘭精油減緩白髮的生長，通過定期用椰子油按摩頭部，即使頭皮比較乾燥，也不會有頭皮屑。

我自己的做法是在睡前進行按摩頭皮。椰子油搭配伊蘭伊蘭精油還有雪松精油，不僅味道很舒壓也加強了髮根生長，髮根強健了掉髮也會減少。

## 2）直接擦皮膚

椰子油是很好的基底按摩油，對所有類型的皮膚都有保濕作用，也有助於舒緩各種皮膚問題。使用椰子油不會對皮膚產生任何副作用。這方法已被使用了數個世紀，用來防止皮膚乾燥。大家誤以為用椰子油是近幾年的時尚，但在東南亞或是南太平洋島國已被使用已久。

由於這個明顯的好處，椰子油成為各種身體護理產品的基底油，如護膚的肥皂、乳液和面霜。椰子油也可延緩皮膚產生細紋，這種好處的功勞歸功於其眾所周知的抗氧化特性。椰子油還可當臉部卸妝油，也可以來卸難卸乾淨的眼唇妝，為了避免在擦掉化妝品時過度揉搓和拉扯，將棉球浸在椰子油，輕輕的在臉上塗抹椰子油保持5分鐘，然後用溫水和溫和的肥皂洗掉，大部分化妝品應該已消失，之後可再用椰子油來徹底清潔，溶解防水睫毛膏和眼線膏。清潔時保持眼睛緊閉，椰子油本身是完全安全的，但還是要小心溶解的化學妝品跑進眼睛。

## 3）治療灰指甲

椰子油搭配殺菌精油，如茶樹、牛至、玫瑰草精油、沒藥精油，每天晚上洗完澡之後滴在灰指甲患部，來取代西藥，可改善灰指甲問題。有灰指甲問題一定要處理，不然會交互感染，沒有問題的指甲也會被傳染。台灣天氣潮濕，需要有耐心長時間修甲再點藥。我自己是過來人，在認識椰子油之前都是點抗黴菌西藥，一開始覺得有用，但使用西藥時間長了開始有抗藥性之後效果就變差。後來我開始改用椰子油加精油療法是因為我想用天然的方式，治療同時不造成身體負擔。

## 椰子油可防曬，但效果有限

椰子油雖可阻擋部分約20％的太陽紫外線，但針對防曬是不夠的，畢竟防曬講求的是隔絕和防流失。椰子油能在一定的程度上保護皮膚，但僅限於阻擋UVB，但在對抗UVA上是零功效。UVA是令皮膚變黑、出斑、衰老的罪魁禍首，所以只擦椰子油還是會曬黑的。

## 椰子油可做止汗膏使用

最新的研究表明，除臭劑可能存在致癌的風險性，是因為止汗劑（Antiperspirant）通常會使用氯化鋁。這些鋁化合物能暫時阻止汗腺排汗，但使用在乳腺組織附近會產生類雌激素的作用，會增加罹患乳腺癌的風險。雖然可能有某些除臭劑產品只是為了掩蓋異味，並不一定含有鋁，但大多數產品仍有含此成分。對於女性來說，腋下淋巴尤其重要，罹患乳腺癌的人，治療上是要連同腋下淋巴一起割除的。

我們可以簡單的4種成分自製除臭劑，而這些成分並不難取得：

1／2杯椰子油　1／4杯葛粉（地瓜粉）

1／4杯小蘇打　1／4茶匙精油（可選喜愛的味道）

將椰子油熔化成液態之後混合精油，加入葛粉和小蘇打並混合至光滑，倒入密封罐或容器中，使用時用手指或小抹刀塗抹。

製作自己的除臭劑時，可以選擇喜歡的味道，有很多精油也相對對皮膚本身有益處。

# 用椰子油保養眼睛

初榨椰子油（VCO）是一種天然的抗菌劑，意味著它可殺死細菌和真菌，而那些正是造成眼睛常會紅紅癢癢的的原因。VCO的原始純粹安全特性，同時還具有消炎和保濕作用，因此可以舒緩眼部肌膚，立即緩解壓力。

除了每天補充3.5湯匙初榨椰子油以有效增強免疫系統外，椰子油也可以對付眼睛發炎：

用初榨椰子油沾在棉花棒上輕輕擦拭眼部區域，通常閉上眼睛。每隻眼睛使用新的棉花棒，因此不會將感染從一隻眼睛到另一隻眼睛。

也可以使用乾淨的濕布滴椰子油來輕輕按壓眼睛。涼爽的布可以幫助消腫和炎症，溫暖的布可以幫助治療疼痛的眼睛。

或者用滴管滴在眼睛，建議在睡前使用，滴完就睡覺，這需要一點勇氣，有障礙是正常的，因爲我是過來人，本以爲會很刺激，但意外的它比眼藥水還溫和，鼻腔內也不會有藥水刺激味道，並不會有所謂油膩噁心感，溢出來的椰子油就在眼睛周圍抹均勻就好，因爲皮膚吸收很快，千萬不要浪費的用衛生紙擦掉。隔天早上會有眼屎產生，洗臉擦掉就好。

我從小就有慢性結膜炎，又是高度近視，加上長時間戴隱形眼鏡，工作每天對著電腦，種種因素合成近年來眼睛到下午時間（有時甚至中午就不舒服）會很乾癢眼屎也多，自從睡前滴椰子油之後情況改善很多，眼睛不適的狀況有時會延後到晚上，甚至一整天都不會有不適感。

我習慣會分裝椰子油在小瓶滴管，有15ml也有30ml瓶子，擦臉或擦身體滋潤或是滴眼睛都很方便，特別是出差出國的時候一小瓶就搞定，不用瓶瓶罐罐。在台灣冬天比較冷椰子油會呈固態狀，可用吹風機對著吹一陣或是在一杯熱水裡泡一下，或是將瓶子握在手心幾分鐘就可融化使用，非常方便。

**提醒：點眼睛的椰子油不適合添加任何精油，請務必保持內容單純與清潔。**

## 椰子油可加在咖啡或茶裡減低咖啡因對血糖的影響

現在風行的防彈咖啡（Bulletproof coffee）也可同時加入初榨椰子油。椰子油含有的中鏈脂肪酸（MCT），可以直接進到肝臟轉化為能量，不會堆積在血管中，和一般長鏈脂肪酸有所不同。椰子油代謝產生的酮體可以通過腦血管障壁，直接供給腦部能量，減緩腦細胞退化，可以預防失智或避免惡化。

防彈咖啡一開始是由美國矽谷一位叫戴夫艾斯普雷（Dave Asprey）的工程師所研發。他長期為了體重問題困擾，後來到西藏旅遊，受到酥油茶的啟發，回到美國後把無鹽奶油和椰子油加入早上常喝的黑咖啡，由此發明了防彈咖啡。會叫防彈咖啡，是因為喝了之後不僅沒有飢餓感，精神也變得很好，身體像是穿了防彈衣一樣。

**防彈咖啡做法如下，網路上有影片可以參考：**

1）將240 c.c.過濾水煮沸。

2）湯匙有機阿拉比亞咖啡豆磨粉沖煮出黑咖啡。

3）準備15～30 c.c. MCT oil和15～30克無鹽草飼奶油（草飼牛所含的Omega-3（EPA、DHA及DPA），比穀飼牛肉多）。

4）將準備好的黑咖啡、MCT oil和奶油倒入果汁機，20～30秒打勻。

我個人是用偷懶方法，將草飼奶油先放入保溫壺，將滾燙的黑咖啡直接衝入杯裡（注意咖啡要夠熱，不然油浮在咖啡上面會減低喝的慾望），把蓋子蓋緊搖晃均勻。我是直接使用初榨椰子油而不是MCT oil，如果是不能接受咖啡有椰子味的人，可使用椰子油萃取出來的MCT oil。

加入牛油／椰子油讓咖啡好香又好喝，也同時可降低咖啡因對血糖的震盪，我覺得這也是對健康有益處的

（搭配低醣飲食），而咖啡也可以改成紅茶，同樣也可以增加風味同時降低茶中咖啡因對血糖的震盪。

以我自己的使用心得，還是會建議用單純的初榨椰子油來做防彈咖啡。雖然製造MCT oil的廠商會說是透過高科技蒸餾法並無化學溶劑使用，也可保留月桂酸，但對這個加工法我有點疑慮，我覺得油品製造方式單純一點，比較安心，或許等哪天我熟悉MCT oil製造過程才會大力推廣。提醒一下，市面上的有些MCT oil是由棕櫚油（或是椰子油混合棕櫚油）製成。雖然棕櫚油也含有大量飽和脂肪酸，但因目前大規模的單一栽種油棕所需範圍廣闊，以致熱帶森林和其他生態區皆遭到破壞，所以不建議使用棕櫚油相關的製品。

順帶提醒一下如果想用防彈咖啡替代早餐以達到減重效果的人，在吃其他餐的時候也要注意low carb（低碳水化合物），禁食的長短與進食的時間也要注意（比如說不餓就不要吃東西），牛油跟咖啡豆的品質也是一門學問。正統bulletproof coffee不加糖這是大家都知道的，同時鮮奶也不建議加，因為牛奶是會讓我們身體發炎，有乳糖不耐症的人不適合食用鮮奶，Dave Asprey建議可改用椰奶代替（要注意看成分標示，不要買到太多添加物的產品），如果想了解更多防彈咖啡，建議可在網路收尋原創人標準做法，因為網路訊息有時很雜亂。目前流行的防彈咖啡原理，跟瘦身界在說的「生酮飲食法」都是強調要注重攝取油脂，這些方式也可稱為限醣飲食，就是吃很少的碳水化合物（澱粉類、糖類等等），當身體被迫要學會利用脂肪來作為能量，進而燃燒脂肪。

防彈飲食還有另一個重點就是配合間歇性斷食，這是接近16／8斷食法的一種，簡單說就是一天24小時中，持續空腹16小時，進食時間窗口控制在8小時。簡單說就是「不吃早餐」概念，跳過早餐，在午餐到晚餐的時間內吃兩餐，將一天進食時間壓縮在8個小時內，其他的時間就保持空腹。

為什麼防彈咖啡要搭配斷食並讓其發揮效果？因為防彈咖啡只含單純的油脂（草飼奶油及椰子油），我們身體接收後不會認為是一餐，所以我們身體會以為仍然沒有進食，持續維持斷食的狀態，也就是持續燃燒脂肪，欺騙身體的概念。換句話說防彈咖啡只能加入油脂，天然糖，代糖或是鮮奶油其實都不適合加入，因為會破壞斷食的效果。

適度的間歇性斷食可以減少脂肪增加肌肉，有許多健康益處，不如我們想像的不吃早餐會傷身，如果想了解更多，有很多國內外網站或是書籍都可以參考（書最後有參考文獻連結）。搭配的飲食內容還是關鍵，請選擇原型的蛋白質、蔬菜、水果、五穀根莖，好的油脂，避免加工食品與糖。如果把16／8間歇性斷食搭配珍珠奶茶、薯條、汽水，是不會有任何效果的。

一般來說我們吃進去提供身體能量的食物可以分為三大類：碳水化合物、蛋白質和油脂。碳水化合物在體內會分解為葡萄糖，一部分提供能量，一部分儲存在肝臟，形成肝醣。人體需要能量時，首先會利用葡萄糖，接著利用肝醣，如果以上兩者個存量都不夠了，則會開始分解脂肪。因此如果減少碳水化合物攝取，體內脂肪就會被當成能量來源分解燃燒，產生酮體（ketone），達到減脂效果。用最簡潔的一句話來說，就是少吃碳水化合物，體內多餘的脂肪就會被消耗。

# 知道嗎？家裡的毛小孩也可以吃椰子油

我家裡並沒養寵物，因此沒有直接給寵物椰子油的經驗，在對椰子油研究過程中，意外發現不僅椰油對人體好，對於各種動物也是非常安全有益處，從狗到貓到鳥類、兔子、豚鼠以及牛和馬，書本裡提到對人體的益處，對動物也是有一樣效果。

這裡我引用美國Dogs Naturally Magazine的訊息，希望對家中有毛小孩的讀者有幫助。

10磅體重大約使用1茶匙椰子油，剛開始先從1／4開始，一下太多油脂毛小孩可能也會不習慣，會像人類一樣拉肚子，慢慢逐漸增加，直到達推薦劑量。

狗兒食用椰子油可改善皮膚狀況，如濕疹、跳蚤過敏、接觸性皮膚炎和皮膚瘙癢、減少過敏反應、使毛皮光滑有光澤，還可擺脫不好的氣味、改善消化和營養吸收、減少或消除口臭、殺死寄生蟲，並可用於清潔牙齒，也可清除耳部和眼部感染。因為椰子油含有強大的抗菌功能，可預防疾病，調節和平衡胰島素，可以幫助預防或控製糖尿病，促進正常的甲狀腺功能，可增加活力並有助於減輕體重。椰子油可緩解炎症並幫助狗狗治療關節炎不適，促進良好的神經和大腦功能，預防癡呆。

椰子油是抗菌的，可以內服也可外用，帶狗兒去散步之前，可將油塗在狗兒的毛皮上，幫助擊退壁蝨，同時可以使狗兒的皮毛柔軟有光澤，局部可應用在傷口癒合消毒。或是將乾燥不另加糖的椰子肉，加1或2湯匙混合入貓狗食物中，這是更安全、天然的治療措施，以消除腸道蠕蟲，消除寄生蟲，椰子油也可以有同樣的效果，如果主人想幫狗狗做飯或是做點心，一樣可以用椰子油替代其他油。

椰子水也可是狗狗電解質的重要天然來源，文章裡也推薦在炎炎夏日可用椰子水調節狗兒的體溫：

1杯椰子水搭配1／4茶匙的海鹽，加入一些天然的起泡礦泉水，如Perrier或San Pellegrino，因爲氣泡可以更快速地將電解質加入狗的細胞。

毛小孩無疑是人類的好朋友，身邊朋友也都把毛小孩當家人般疼愛有加，毛小孩一生病更是傷心又燒錢，回溯以往，過去的寵物好像沒有那麼多疾病，然而今日，似乎所有的犬貓都會得到退化性疾病，大部分都是因為不良飲食造成，飲食太多添加物，就跟人類近代飲食一樣。不良飲食造成寵物罹患關節炎、癌症、克隆氏症、結腸炎、蛀牙、牙齦疾病、過敏等等疾病的比率節節高升。

我覺得動物跟人類一樣，年長和疾病並非劃上等號，狗老了不代表就注定會得到癌症、失智症或結腸炎。這些疾病可以從飲食改善，狗兒可以活得長壽又健康，才可以陪伴主人久一點。

## 恢復反應

當身體攝取了好油，也培養低醣均衡飲食，平衡不震盪血糖的體質就會開始回到你身邊，而體內痊癒過程可能會引起恢復反應。

人體的生化環境最容易被飲食影响，因為我們身體的能量都是食物提供的，所以，只要吃的東西有改變，身体也跟著改變，這個變化，常會以各種症狀來顯現，這就是恢復反應。舉例來說，如果我們可以減去飲食中的糖，血糖就不會大力震盪，所以卡在中間進行轉換的肝臟就變輕鬆了。肝臟已輕鬆，就有力氣開始大掃除，這時以往沒有力氣分解的過多激素、藥物、毒素等等，便可以開始向外排擠。這時，我們的排泄物就可能會開始出現不同的顏色或氣味，有時連量也會有改變。這些廢物如果從大小便排來不及排出，就可能從皮膚繼續排除，我們會發現皮膚出現疹子斑點等等。

此外，因為我們的飲食變得營養，另一種可能發生的變化是，身體有足夠的原料能修復原本無法修復的傷，因此，到處開始出現痊癒前的發炎過程，一下水腫，一下疼痛。在這個同時，體內重要的修復原料——膽固醇也因此升高，或是發炎指數升高，這些都是身體回復時必經的路。

我們該如何判斷什麼是生病的症狀，什麼是恢復反應了？生病症狀和恢復反應可以以血糖是否平衡和症狀出現的頻繁程度作來辨識工具。通常人生病時，症狀是從小到多，意思是，本來只有一天痛變成天天痛，或者本來只有一天會睡不著，後來變成天天睡不著。也可以說這些症狀都發生在能量長期不穩定的情況下。恢復反應則不同，它不是漸進式的，而是突然的，而且它一出現就是頻繁出現。例如症狀一出現就是天天頭痛，一星期就有三天便祕，隔天就睡不好，但後來症狀會越來越少，本來是天天，後來變成只有三四天，最後是完全消失。在這期間，血糖都是平穩的，也就是說，恢復反應都是發生在能量長期穩定的情況下。

不過需要特別提醒的是，在我們體內的生理化學發生改變後，原本適合的藥物可能就不適用了。比如原本血糖不平穩但飲食調整後，血糖的波動減少，對降血糖藥的需求也會跟著變小。所以若此時降血糖藥未能跟著調整劑量，很可能會因藥物過量而造成低血糖。還有就是在身體能量調度平穩及水分攝取足夠後，身體的血壓自然會下降，如果對降血壓的劑量沒有調整的話，那血壓可能被藥物壓得過低，形成低血壓造成頭暈。**因此如果有持在服用西藥，建議在實行根治飲食的同時，跟醫師合作調整藥物的劑量。**

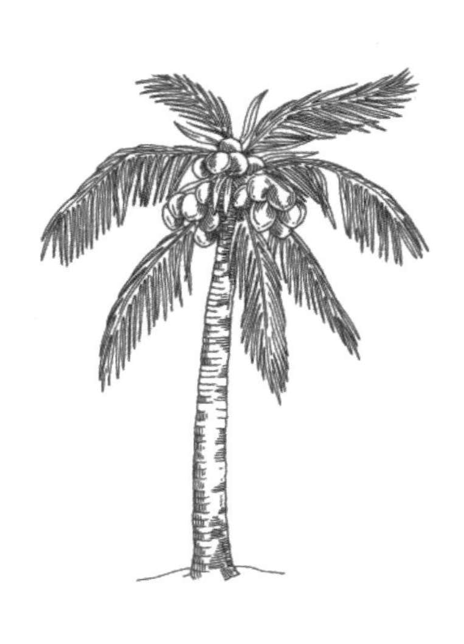

「食不厭精，膾不厭細。」

——孔子

# 第三章

## 了解椰子油的製造方式，
## 才能挑選最適合的椰子油

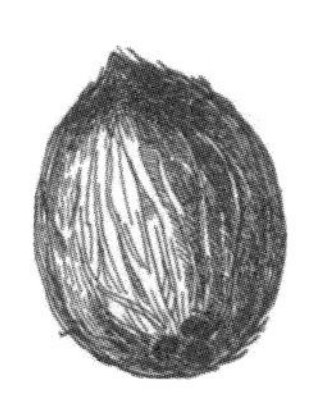

「要買適合的椰子油，首先要知道國內外市場上有哪些產品，還有各產品不同之處，才能挑選最符合自己需求、預算和使用習慣的產品。」

椰子油的製作方式目前在許多亞熱帶地區國家已經非常成熟且行之有年，從傳統加工方式到機器運作，我注重的是直接從新鮮椰子取得椰油，即所謂的初榨椰子油Virgin Coconut Oil（簡稱VOC），而非從乾椰子（Copra）取得，因為乾燥椰子從亞熱帶產區運輸到榨油工廠（亞洲或是歐美）整個流程有太多不確定因素，比如發黴潮濕。直接由產地現採現製作，經過衛生安全的物理原理（非化學溶劑）得來的椰油才讓人覺得比較安心可靠，所以我自己經營的產品也是如此生產。

目前市場上有以下這幾類產品：

## VIRGIN COCONUT OIL（VOC）

一般來說所謂的VOC初榨椰子油是使用新鮮的椰子製做（12個月齡的椰子），並非所謂的乾椰肉（Copra），通過機械或自然方式在加熱或不加熱的情況下獲得，而加熱過程不會導致油變質。VCO沒有經過化學精煉，漂白或除臭，呈現無色，並有自然新鮮的淡淡椰子氣味。

## EXTRA VIRGIN COCONUT OIL（EVOC）

目前市面上有些品牌會打上Extra Virgin Coconut Oil然而目前並沒有一個世界級測試機構來證明椰子油是初榨（VIRGIN），所以任何人都可以使用初榨這個名詞來行銷椰子油。目前只有APCC（亞洲及太平洋椰子共同體）推廣最佳VOC的製作溫度及品質基本規範，在後面會有說明。

## 初榨椰子油有可以分兩大製作方法

### 1）從乾燥椰肉中榨取初榨椰子油

此方法是先將新鮮椰肉乾燥後榨取椰子油，這種方法可以大批量生產初榨椰子油。乾燥椰肉（椰蓉 desiccated coconut）在菲律賓發展的非常好，因為歷史悠久，當地都有大量生產椰蓉的廠家，這類椰油顏色透白有淡淡椰香。

台灣也有商家跟海外工廠購買椰蓉，然後在台灣直接用螺旋機器榨出椰油，這個方式也行，只要確認椰蓉來源是好的。除了跟專業椰蓉廠商購買之外，當然也可以由新鮮椰子開始來製作取得椰蓉，目前市場上很多品牌強調小農現採新鮮椰子現製作，等於工廠就在椰農村莊裡，這也是將椰肉刨絲將水分烤乾，一樣透過螺旋機原理得到新鮮椰子油。

## 2）透過濕磨加工的初榨椰子油

這個方法是將新鮮椰子肉取出，將椰子磨碎並與水混合，椰奶是第一步產品，然後將油透過發酵靜置過程（室溫法酵靜置24小時）將油從椰奶中分離出來，再以離心機將油與其他雜質分離，離心機同時也可以將多餘水分分離，以提高其保存效期，離心機的處理之下也可以將GUM膠質減少，油的口感就會比較清爽不厚重。

簡單來說分離的方法有包括煮沸，發酵，和離心機的做法。一般所謂Virgin Coconut Oil是要在50°C以下生產，有些離心機會摩擦而產生大量的熱量是不好的，而目前我們的離心機溫度是控制在37°C以下生產，如果用手觸摸機器是涼涼的感覺不到熱。

## LIQUID COCONUT OIL

Liquid Coconut Oil，也稱為MCT（Medium-Chain Triglycerides）oil，就是所謂的中鍊油脂，以前是被使用在護膚產品，現在則是被視為可吃的補充品，近年來被廣為推廣，MCT oil放在冰箱也一樣是液態狀，這是另外萃取出來的椰子油，所以月桂酸已經被拿掉了，這種就不能被稱為Virgin Coconut Oil。初榨椰子油裡面的月桂酸被廣為認知是一個強力抗菌的成分，被拿掉是很可惜，如果是要跟精油調配做消炎使用的話，建議使用初榨椰子油（VOC）才有消炎效果，因為月桂酸有被保留下來。

## REFINED COCONUT OIL

Refined Coconut Oil，這是通過機械加工精製RBD生產流程（R=refined過濾 B=bleached漂白 D=deodorized

去味），這是從椰子乾（Copra）透過螺旋機械式（Expeller-pressed）的方式將油榨出，通常機器會產生高溫。通常透過這種方式尚不能將椰油全部榨取，這時就有可能加入化學溶劑如正已皖來萃取，來提高油的產量。

椰子乾（Copra）可以透過煙燻、太陽曬、烤爐來加工，這種加工過程通常不衛生，由農場到成品油的過程往往需要幾個月的時間，在以前的時代，這也是椰子小農的經濟來源，商人們從村落收集，再從各個小島收集，再從港口收集這些椰乾，經過長途運輸到美國或是歐洲工廠製作成椰子油，濕氣發黴種種因素，黃麴毒素經長徒運送產生。不衛生的乾椰子通常油的質量很低，游離脂肪酸（FFA）水平會比較高，這也就是為什麼椰子油需要精煉、漂白和除臭（RBD）來製造商業上可接受的產品。精煉過程使用鹽酸、溶劑和蒸汽去除污染物，一些殘留的溶劑也會留在油裡面，這個過程也把純椰子油的獨特風味和香氣還有抗氧化的優點給除去了。

## HYDROGENATED COCONUT OIL

Hydrogenated Coconut Oil，氫化的過的椰油是你絕對不會想去吃的，很多情況這種油會出現在食品加工過程，基於成本因素考量。大多會使用廉價的氫化椰子油，是因為其不易變性，容易儲存，會用來製作餅乾、麵包、洋芋片等等食品。或是取其氫化後固態特性（氫化後在高溫36～40°C維持固態），就可將油放入糖果，或是烘培食物裡面，或是做成乳馬琳，這些都不是好的的椰子油來源。

所謂氫化作用，是將椰子油或是植物油中的不飽和脂肪酸變成飽和脂肪酸，作法是將植物油加熱到高溫，使其能和人工加入的氫原子結合，製造出自然界不存在的人工飽和脂肪。氫化油是人工合成的飽和脂肪酸，在合成過程中，部分未完全氫化的椰子油（植物油）會產生反式脂肪。而反式脂肪被認為會造成糖尿病、心血管疾病、容易發胖、降低記憶力等多重健康問題。而完全氫化的植物油就是飽和脂肪，只是自然界中不存在、分子量大，不容易被身體分解、利用。而從營養標示要求要標示出反式脂肪後，含反式脂肪的產品比例已逐漸降低，提醒購買食品要注意看產品標示。

希望有朝一日，市售的糕餅零食能夠全面改用健康的初榨椰子油或是天然動物油來製作，這樣消費者才能都吃得安心，健康也才有保障。

以我個人的使用習慣來說，家裡炒菜會用大量椰子油，也常直接喝，並把椰子油當基底油來跟精油做調配做皮膚調理，有時眼睛過敏也會拿來滴眼睛（只用初榨椰子油不能有任何精油），基於這些原因我對椰子油的選擇比較挑惕，也不想浪費錢買品質次等的原料來食用，因此也鼓勵大家多關注自己飲食中用的食材原料，和觀察食物吃下肚之後的反應，這樣才能知道如何調整飲食，調整用油，和為自己為家人的健康把關。

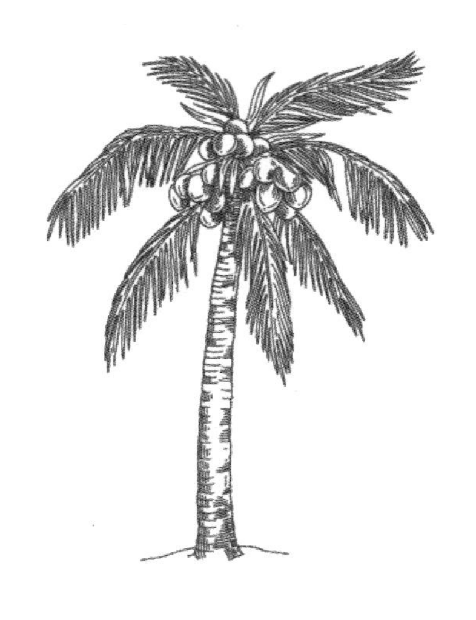

「最嚴重的疾病是藐視自己的身體。」

——蒙田

# 第四章

## 椰油中的脂肪酸

## ——如何辨別椰油好壞

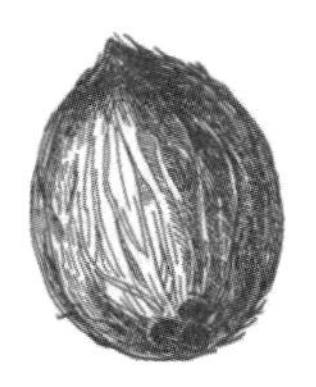

「椰子油產品充斥整個市場，各家說法都有，該如何辨別其中優劣呢？」

目前市場上有些椰子油是由越南或是菲律賓大桶運來台灣再分裝成小罐，裝瓶的過程中衛生條件如何消費者無法得知。雖然椰子油本身是較穩定不易變質，但在海上運輸時間長，溫度高，如果又使用塑膠桶這樣的容器，有可能有產生塑化劑溶出造成汙染風險。因此雖然產品成本較低廉，對消費者有價格上的競爭力，在選擇時還是要多加考慮。

一般消費者可從三方面來辨椰子油的品質好壞：

1）加工過程。

2）外觀。

3）味道和香氣。

最簡單的第一個重點是在標籤上尋找初榨椰子油，我推薦初榨椰子油比RBD油好（RBD代表精煉，漂白和除臭），食物經歷的加工越少，營養成分越高越健康，加工會破壞營養素。初榨椰子油由新鮮椰子製成，沒有高溫或化學物質，並保留了更多天然植物營養素，賦予椰子油獨特風味。但並非所有初榨椰子油都具有相同品質，製造過程和保存方式決定了產品的最終品質。

第二個條件就是初榨椰子油的外觀，在低於攝氏24度的溫度下，初榨椰子油會開始產生霧白像雲一樣的沉澱（這不是壞掉）。在更低的溫度下，則會變成雪白的固體。當處於完全液態時，應該像水一樣看起來很清澈。如果呈現黃色或灰色的陰影，則質量較差。純椰子油是無色的，任何變色都是污染的跡象，可能來自黴菌或煙霧殘留物。

第三個條件是香氣和味道，椰子油應保有椰子的氣味，如果不是，他們已經被高度精煉。如果沒有味道，基本上是RBD油，或是蒸餾過的MCT oil，雖然這些確實也是來自新鮮的椰子。有些椰子油有非常強烈的味道，通常來自加熱過程的煙霧會污染油脂，而產生煙熏的氣味，最好的椰子油味道不應該過分強烈而改變食物本身味道。如果當直接喝椰子油或在做油拔時，在喉嚨後方會有微微灼燒的感覺，這代表椰子油是微酸性（大約PH5），這是可接受的，但如果是很燒的感覺則就不對了（表示酸性低於PH 5）。

雖說商品都是一分錢一分貨，但有時候買椰子油也是一種經驗，因為都有點不同，自己摸索口感，才能找到一個適合的商品。

# 椰子油中的各種脂肪酸

以下是椰子油的組合成分比例，此為平均數值，會因產地椰油生產方式稍有不同，我們從表中可以得知其中中鏈脂肪酸（辛酸、葵酸）還有月桂酸的比例含量有多高，也就是因為這點讓我們要選擇食用椰子油。

| Caproic 已酸 | C6 | 0.8% |
|---|---|---|
| Caprylic saturated 辛酸 | C8 | 10% |
| Capric saturated 葵酸 | C10 | 8.1% |
| Lauric saturated 月桂酸 | C12 | 45% |
| Myristic satuared 豆蔻酸 | C14 | 17% |
| Palmitic satuared 棕梠酸 | C16 | 8% |
| Oleic monounsatuared | C18 | 1.6% |
| Arachidic 花生酸 | C20 | 0.1% |
| *總飽和脂肪酸 | | 90.6% |
| Oleic （Omega-9） | C18：1 | 8%<br>*單元不飽和脂肪酸 |

| Linoleic 亞油酸（Omega-6） | C18：2 | 1.4%<br>*多元不飽和脂肪酸 |
| --- | --- | --- |
| Linolenic 亞麻酸（Omega-3） | C18：3 | |

知道了椰子油中各脂肪酸含量後，我們可以得到以下重點：

1）食用椰子油可攝取高量的月桂酸，而月桂酸又是母乳的主要成分，可以幫助人體提高免疫力。

2）C8、C10為中鍊脂肪酸，是MCT oil的主要成分，因為分子小可以從消化道直接進入肝臟，可被快速轉換為能量來源，就是我們所知的酮體。

3）椰子油是沒有Omega-3，不像亞麻仁籽油，但亞麻仁籽油又不如椰子油為穩定的飽合脂肪，所以總結日常飲食還是必須多元攝取才能全面得到均衡營養。

**椰子油的熔點約24°C（76℉），在台灣夏天通常是液態，冬天則變固態！如果要在台灣使用，瓶子記得不要用窄口。**

當椰子油置於溫度高於24°C的情況下，會呈現液態，如果溫度低於24°C，則會變得堅硬。這是一個平均值，椰子油（和其他油）的熔點是由脂肪酸含量決定。

椰子油是由10多種不同脂肪酸的混合物組成。每種脂肪酸都有自己的熔點。飽和脂肪酸具有比單元不飽和脂肪酸更高的熔點，單元不飽和脂肪酸又具有比多元不飽和脂肪酸更高的熔點。這就是為什麼高度飽和的動物脂肪在室溫下是固態的，為什麼橄欖油（單不飽和脂肪）和玉米油（多不飽和脂肪）在相同的溫度下是液態的。

除飽和程度外，脂肪酸的大小也影響熔點。脂肪酸主要由碳原子鏈組成。碳鏈越長，脂肪酸越大，熔點越高。因此長鏈脂肪酸具有比中鍊或短鏈脂肪酸更高的熔點。

椰子油中的10種脂肪酸都有各自獨特的熔點，所以24°C只是一個官方平均值，但由於椰子油主要由具有相似熔點的中鏈脂肪酸組成（60＋％），所以椰子油的熔點比其他食用油更精確。

# 判斷椰子油好壞的國際依據

亞洲及太平洋椰子共同體Asian and Pacific Coconut Community簡稱APCC，成立於1968年，為亞太地區亞太地區椰子生產國政府間組織。宗旨是促進成員國間合作並協調椰子產業的活動，以加速經濟發展。成員國有印度、馬來西亞、菲律賓、斯里蘭卡、越南、泰國及新加坡等國總部在雅加達。這個組織有規範椰子油好壞標準，最重要有以下三點：

## 1）游離脂肪酸（Free Fatty Acid簡稱FFA）最高不能超過0.2%

此標準是用來測定每一百公克油脂中自由脂肪酸所占的比例指標，自由脂肪酸又叫游離脂肪酸，是油脂中不穩定脂肪組成部分，FFA含量過高容易導致氧化，從而導致油脂酸敗，不可食用，在酸價超過2.0，表示油脂劣化，所以測試酸價即可知油脂的新鮮度。

## 2）PEROXIDE過氧化物總量最高不能超過3meg／kg

指油脂中的過氧化物總含量每一公斤不得超過3毫克。過氧化物是油脂與空氣中的氧發生氧化作用所產生的產物，是油脂自動氧化的初級產物，具有高度活性，會使油脂酸敗變質。過氧化值超標示的油品會有致癌性，不能食用。

## 3）濕度最高不超過0.1%

油脂中含過多水分殘留油品易敗壞，保存期限也會比較短，標準是不得超總重量的百分之0.1。

# 有機是否重要

任何產品掛上有機標章身價都會水漲船高，椰子油也是，有機標章是一種認證，有加分作用，但對椰子油來說倒並不是必須的。椰子的種植沒有經過基因改造（NO GMO），椰子樹本身是極易生長的物種，加上椰子樹長得高，蟲害本身就少，生長時實在不需要任何農藥。雖然不能說全世界的椰農都百分之百無使用，但比例是很小，因為撒農藥相對人工成本還會變高。

有機認證是一個花錢的過程，如果自我限制了認為有機產品才是好的產品，就很可能會錯失了品質很好的椰子油。就像在椰油產地當地家家戶戶都在家自製椰油，家裡廚房做出來的是沒有經過有機認證的，可是卻是零添加物。

# 各類油品冒煙點

冒煙點（Smoke Point），也稱為發煙點，是指加熱的油開始產生煙的最低溫度。在此溫度之下，一些揮發物質如水、游離脂肪酸會從油品溢散出來，產生可識別的青煙。

冒煙點對烹調的影響主要是：油在這溫度成分出現變化，開始變質冒煙，尤其會產生各種有害健康的物質、致癌物。因此，烹飪的時候依據預期加熱溫度選用適當的油類，便是烹飪者的重要任務。每種油種的冒煙點都不同。搾取方法、不同等級、混合比例等等，得出的油成分不同，冒煙點也不同。

會影響冒煙點的兩大要素：

## 1）加工法

- 物理式冷壓初榨法和加熱蒸煮搾法會得出的油成分不

同，冒煙點也不同

- 第一次搾與加熱再搾、三搾，冒煙點自然也不同
- 榨出的粗製油是否有再經過後端製程處理

## 2）原料

- 動物或植物原料種類
- 即使同一種原料（例如橄欖）做成的油，不同等級的原料（例如特級、次級橄欖），榨出的油品質不同
- 不同產地原材料
- 搾油後擷取裝瓶的不同部位（例如上層、底層油）、隔渣與不隔渣
- 油品組成，如80%黃豆油＋20%橄欖油或初榨油＋二榨油
- 油品內有其他成分存在，如膠質、蠟質

台灣市面上油品品質還滿混亂的，有些廠商為了迎合台灣人喜歡大火炒菜的習慣，把優良的橄欖油混合其

他精煉油做成所謂調和油。這麼做其實非常可惜，因為精煉過的油，就不再是我們說的「好油」了。

在台灣買到的植物油（種子油）一般都是精煉過的，因為不精煉的種子油很快會變質。純天然的種子油（大豆油、花生油、葵花子油）不飽和脂肪酸含量高很不穩定，無法久放，很容易因受高溫，光線或接觸空氣就變質酸敗。精煉過程會用化學物質去除原油中容易造成酸敗的元素（包含游離脂肪酸、磷脂、固醇類、色素等），而延長油品的保存期限。

椰子油是最佳炒菜用的植物油，它耐高溫，耐久放，營養價值又高。我們日常料理用油也可以搭配同樣穩定的傳統豬板油，鵝油或其他天然動物油脂，同時加入純天然未精煉的植物油來做中溫烹煮或是涼拌。

所謂的吃好油，就是不只是買到對的油，還要用對的方式去烹調，才能保持它原來最好的營養。

# 料理溫度參考

| 料理方式 | 溫度 |
| --- | --- |
| 水炒 | 100℃ |
| 中火炒 | 163℃ |
| 煎炸 | 140—190℃ |
| 烤箱 | 180℃ |

# 市場上各類油品冒煙點參考

主要比例僅供參考，微量脂肪比例未計入所以加總不會等於100%

| 油品名稱 | 飽和脂肪酸 saturated fatty acids | 單元不飽和脂肪酸 monounsa turated fatty acids | 多元不飽和脂肪酸 polyunsaturated fatty acids | | 冒煙點℃（攝氏） | |
|---|---|---|---|---|---|---|
| | | | Omega-6 | Omega-3 | 未精製 unrefined／extra virgin | 精緻 |
| 亞麻子油 Flaxseed oil | 10 | 21 | 16 | 53 | 107 | |
| 橄欖油 Olive oil | 16 | 71 | 10 | 1 | 160 | 199-243 |
| 苦茶油 Camellia oil | 11 | 82 | 6 | 1 | 223 | |
| 玄米油 Rice ban oil | 19 | 40 | 33 | 2 | 215 | 254 |

| | | | | | | |
|---|---|---|---|---|---|---|
| 椰子油<br>Coconut oil | 83 | 6 | 2 | N／A | 177 | 232 |
| 花生油<br>Peanut oil | 13 | 48 | 32 | N／A | 160 | 232 |
| 黃豆油<br>Soy bean oil | 15 | 24 | 54 | 7 | 160 | 232 |
| 芝麻油<br>Sesame oil | 13 | 41 | 45 | N／A | 177 | 232 |
| 核桃油<br>Walnut oil | 16 | 28 | 51 | 5 | 160 | |
| 棕櫚油<br>Palm oil | 50 | 40 | 10 | N／A | 235 | |
| 芥花油<br>Canola oil | 6 | 62 | 22 | 10 | | 204 |
| 酪梨油<br>Avocado oil | 13 | 71 | 14 | 1 | 255 | 270 |
| 葵花油<br>Sunflower oil<br>（一般品種） | 12 | 19 | 68 | 1 | 107 | 232 |
| 奶油<br>Butter | 56 | 29 | 2 | 1 | 177 | |
| 豬油<br>Lark | 42 | 44 | 10 | N／A | 188 | |

從這個表我們得知初榨椰子油並不是擁有最高冒煙點，但因為其高度飽和特性，油脂穩定特性不易變質，可被重複加熱，只要溫度控制在冒煙點以下（177°C）。

油炸可用溫度計輔助，用初榨椰子油炸雞腿或是雞翅在160°C也可以很酥脆，準備快速還可健康美味兼顧，詳細請參考後章食譜紀錄。

苦茶油擁有高冒煙點優勢，但缺點是不易久放，非飽和油脂易氧化產生油耗味。

棕櫚油擁有高冒煙點，容易生長價格低廉，飽和脂肪高夠穩定，但棕櫚樹易造成土壤流失，對自然環境不友善，鼓勵減少使用。

亞麻子油富含Omega-3，是人體不能合成的必需脂肪酸，對人體有很多益處，也可抗發炎，低溫限制只適合涼拌。

初榨橄欖油發煙點算中上，且富含橄欖多酚等抗氧化物，也是家裡常備用油之一，非飽和油脂易氧化產生油耗味，要留意保存方式跟時間。

我們不難了解精煉過的植物油油為什麼被頻繁使用？除了價格便宜之外，精煉過後的植物油普遍冒煙點可高達232°C，相對油炸時間縮短，出餐速度快可符合現代人的速度。不管再貴再好的油，所有的油烹飪都不能過冒煙點，當油到達發煙點時，裡面的脂肪酸與甘油會游離出來、氧化變質並揮發到空氣中，油煙中有一種叫「丙烯醛」的化學物質正是吸菸會造成肺癌的原因之一，油的溫度越高，丙烯醛產生的速率也越高。沒過冒煙點氫化油，吃了或許當下不會有問題，但這樣的油脂吃進身體長期是會造成膽汁濃稠，對消化不好，也有化學溶劑殘留的風險。

人體不會自行製造被公認為人體必要的脂肪酸Omega-6與Omega-3，所以一定要從食物中攝取，含有Omega-6的食品相當多，例如堅果、麥片、肉類、種子油（大豆、油菜籽、玉米油）。Omega-6主要是保護細胞的結構，包括了調節代謝功能、促進免疫反應並且促進血小板聚集（必要的凝血）。

Omega-3可以減少不正常的發炎、預防血液過度發炎、改善胰島素的反應、改善細胞膜的健康以及調節前列腺的生產等。Omega-3脂肪酸中含有的DHA，可以幫助兒童腦部的發育，也能維持成人大腦的健康。Omega-3大多存在深海魚中（如鮭魚、鯖魚、沙丁魚），草飼養的動物還有亞麻仁子中也含有Omega-3。

現在的飲食，兩個脂肪酸攝取比例易失衡，最好的攝取比率是1：1，嚴重缺乏Omega-3加上過多的Omega-6導致炎症，反而會增加心臟病風險、激素失衡或者自體免疫性疾病等。這意味著如果我們不吃魚和一些健康的大型草食動物（草飼牛），或是亞麻籽油，那麼Omega-3脂肪酸就可能不足。

順帶一提，Omega-9雖不是必需脂肪酸，但它仍對一般健康有益，且支持必需脂肪酸的功能。

初榨椰子油都應是家裡的必備用油，偶爾也可加入鵝油、現榨豬板油、草飼牛油、初榨橄欖油、亞麻籽油。每種油所含脂肪酸量及比例不同，不同食材也可換不同的油烹調，輪替使用也增加飲食豐富性，也可幫助身體吸收全面營養。大家可依自己飲食習慣做調整。

## 環保的椰子

椰子樹常年可生產果實，做為人類的食物，具有永續的價值，椰子樹跟果實都可完全被使用，可說是環保零浪費。

椰油是從飽滿椰肉而來，椰子肉富含蛋白質，椰肉當中34%都是椰子油，可謂含量豐富，這也是為什麼我們可以輕易從椰肉當中榨出椰子油了。新鮮的椰肉有47%是水，風乾以後，水的含量就下降，水分沒了，椰脂所占的比例便增加了。椰乾有64%都是椰脂。食用風乾或新鮮的椰肉，都可以讓我們攝取到有益健康的椰子油。

椰奶富含脂肪，其健康功效跟椰子油一樣，所有椰子油可以產生的影響，用椰奶也可以達到相同的效果，只是選擇時要注意是否有添加物。有了椰奶，就可以輕易在食物中再加入椰子油，如椰奶咖喱。椰奶也是非常好的牛奶替代品，有乳糖不耐體質的人可以直接飲用，或用來做成其他飲料，增加口感和香氣。

對於無法或不願使用乳製品的人來說，椰奶是個健康的替代選擇。有乳糖不耐症，或是對乳製品過敏的人，就像我媽媽喝牛奶會拉肚子，改喝椰奶，或用椰奶添加黑咖啡也是很好的選擇。

椰子水在台灣南部還有很多產椰子的島嶼國家都是受歡迎的飲料，椰子水中富含微量元素和多種維生素與礦物質，加上椰子果實本身真空無汙染，早期在戰爭時或偏遠地區，欠缺資源時甚至有將無菌的椰子水拿來做靜脈注射一用。

## 椰子殼的經濟價值

木炭是人類文化中使用最簡單、最古老的藥物之一。在日本，木炭已被藥用了幾個世紀，它能夠處理我們體內許多潛在的有害化合物，包括重金屬、致病細菌和許多環境毒素。木炭本身有許多小毛孔，增加了其吸收毒素和氣味的能力。而許多此家用產品，其中包括衣物、肥皂、面巾、眼罩和牙刷等還有吸水防潮材料都可以運用。

最受歡迎的木炭類型來自樹木、竹子和椰子殼。而椰子殼木炭是最好的選擇，除了椰子源活性炭通常是最不受污染的，也等於支援雨林保護，也促成不浪費的農業副產品。

活性炭廣泛應用於世界各地的醫院，作為身體中毒的第一反應的一部分，包括藥物過量，食物中毒，阻擋化學藥劑對身體的傷害。在國外這是家庭必備藥方，活性碳有獨特的能力，可吸收人造化學品，防止通過皮膚進入人體。木炭也是天然美白能力，也可自製簡易木炭牙膏，也可做臉部毛孔清潔，微細炭的表面積可以吸收多餘的油脂，清除堵塞的毛孔，搭配茶樹精油就可以來做痘痘藥它也可以用來作為一個斑點治療痤瘡。

木炭可以除臭，把一些活性炭放入細網眼袋，並把它放在你的衣櫃或梳粧檯，洗手間或鞋子可消除任何不良氣味，木炭會吸收不需要的氣味，就像蘇打吸收冰箱裡的氣味一樣，當然活性碳也被運用在空氣過濾器，還有淨水設備。木炭還是有效的天然擦洗清潔濟。

## 椰子的一生

根據椰子的年齡，椰子的味道和用途各不相同，椰子在7～12月之間都是可以食用，完全成熟的時候會從樹上自然落下。

6個月大的椰子可以用來飲用，像這樣的年輕椰子只含有水分（不含肉）。在7個月大時，薄薄的「果凍肉」開始在內殼上建立，隨著椰子成熟，水會繼續變甜，並且椰肉會漸漸增厚。在8～9個大時，肉開始變厚變硬，隨著時間增長，椰肉的脂肪含量都會增加。在10個月時，椰肉含有足夠的脂肪來製作椰奶。因為這個原因，椰子不再充滿水，當搖動它的時後，會聽到水在裡面晃動，幾個月後，果實會變成褐色，從樹上自然掉落。這就是完全成熟的椰子種子！棕色椰子是脂肪最豐富的，用於製作椰子油。棕色椰子重量越輕，表示椰子越老（更成熟），越成熟，肉內脂肪含量越豐富。

12～14月的棕色椰子是完全成熟的椰子，這時脂肪含量最高，當完全成熟時，這些果實自然地從樹上落下，不需要攀爬技巧，農夫只要有除草，就可簡單從地面收集起來就好，而這時棕色椰子有可能發芽並長成椰子樹！14～20個月的椰子從樹上掉下來幾個月後，棕色堅果發芽成為嬰兒椰子樹，通常發芽的椰子很容易在叢林中找到，經過種植和適當的照顧將在短短四年內成長為一棵完全成熟的椰子樹。據說發芽的椰子也是一種美食，在波利利尼西亞傳統習俗會要求吃一個發芽椰子之前，至少種植一棵，因為椰子樹能夠在其一生中產生數千顆椰子，供給人類食物。

# 認識椰子各部位

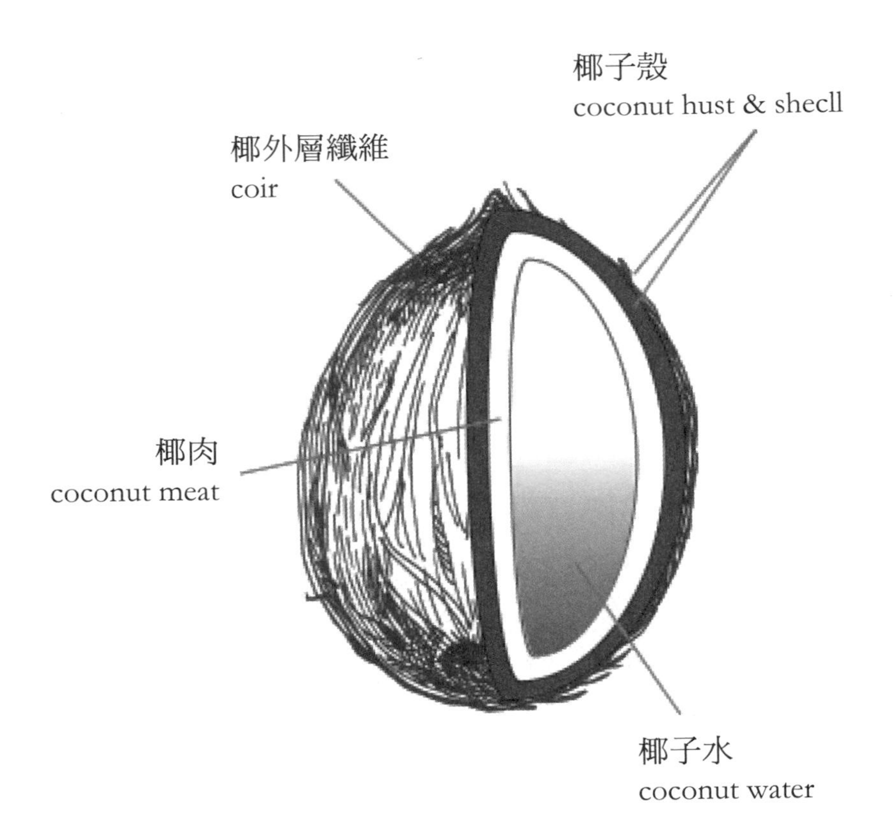
椰子殼
coconut hust & shecll
椰外層纖維
coir
椰肉
coconut meat
椰子水
coconut water

## 1）椰外層纖維coir

椰殼最外層的纖維，堅韌有彈性。可被用來製成腳踏墊、刷子、魚網和填充物。

## 2）椰子殼coconut hust & shecll

炭化的椰殼除了可以拿來淨水，除臭之外，還可當作燃料。乾燥的椰殼則可用來做成容器、花盆、樂器，甚至是建築材料。

## 3）椰肉coconut meat

椰肉可以用來製成椰油、椰奶、椰蓉之外，還可以再被加工製成椰糖和酒。

## 4）椰子水coconut water

椰子水是很好的解渴飲料，發酵後可製成椰子醋。

## 5）椰子葉

椰子葉可被用來製成掃把、籃子、地墊和屋頂材料。

## 6）椰子樹幹

常被用來製作傢具和獨木舟，和作為房屋的建材。

## 7）椰子樹根和根鬚

椰子樹根可被用作為染料，根鬚細的部分還可作為牙刷。

「知道自己知道什麼，也知道自己不知道什麼，這就是真正的知識。」

——梭羅／瓦爾登湖

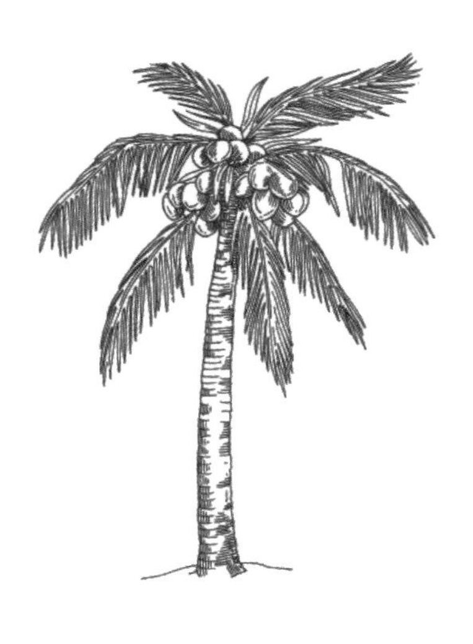

# 第五章

## 精油搭配基底椰子油
## 與簡易食譜

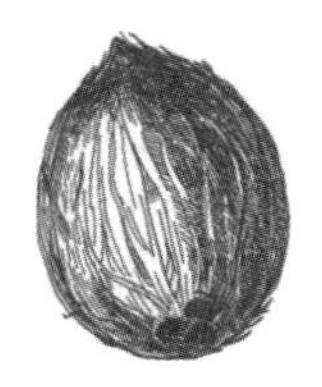

初榨椰子油可直接被皮膚吸收，當然搭配精油是更加分，稍微不方便的是在冬天椰子油會凝結變白色固體，可用吹風機或是溫水隔水加熱，或是握在手心裡也是可以融化，雖然MCT oil冬天是呈現液態，比較方便，但以我個人偏好並不考慮，因為月桂酸被拿掉了，月桂酸對減輕皮膚感染，濕疹有很大益處，缺少月桂酸的椰子油就實在是太可惜了。同時也可舒緩肩頸酸痛，釋放壓力。椰子油搭配對的精油，用按摩吸嗅的方式還可以治咳嗽，是天然又有效的方式。

以下為調配按摩油的比例參考：

1ml=20滴

臉部濃度1～3%

身體濃度3～10%

以調配30ml的按摩油來說，則需要18滴精油。

30（容器容量）x 20 x 0.03（3%濃度）=18滴

18滴可以平均三種精油各加6滴，或依照個人味道喜好調整，不宜過濃，以免過度刺激。

以個人經驗有幾種精油搭配可以參考，以下都以30ml為基礎。

- 保養頭皮：6滴雪松精油＋6滴伊蘭伊蘭精油＋6迷迭香精油＋初榨椰子油
- 灰指甲護理：6滴牛至精油＋6滴玫瑰草精油＋6滴茶樹精油＋初榨椰子油
- 泌尿道感染／止癢：6滴德國洋甘菊精油＋6滴檸檬馬鞭草＋6滴沒藥＋初榨椰子油
- 臉部保養：6滴胡蘿蔔籽精油＋6滴薰衣草精油＋6迷迭香精油＋初榨椰子油

除了放滴管瓶使用之外，睡前也可以在掌心滴精油，搭配初榨椰子油來使用，感冒咳嗽可於掌心兩滴乳香加初榨椰子油，雙手搓熱在頸部胸腔按摩，同時嗅吸，可有效幫助排痰。睡前肩頸要放鬆，可於掌心兩滴佛手柑精油（薰衣草精油或是乳香也很適合睡前放鬆），加上初榨椰子油，可提升睡眠品質。提醒有些精油比較刺激性，都要加基底油稀釋，以過度刺激皮膚。建議大家對精油的屬性還是要了解再使用，某些精油具有通經活血，不適合懷孕期間使用，先查明再用比較安心。

- **德國洋甘菊**（German Chamomile）對於抗發炎、抗過敏有非常好的效果。德國洋甘菊的因內含藍香油煙（一種高效的抗過敏物質），顏色呈深藍色，刺激性也比其他品種強，可退燒及止咳、鎮靜、消化不良、免疫系統均有良好的效果。也具有舒緩、鎮靜等效果，因此經常被用於藥品中。在皮膚上使用，能平緩發紅、乾燥和過敏的皮膚問題，對於敏感、濕疹、牛皮癬和其他各種脫皮的皮膚問題也有效果。

- 乳香（Frankincense）是最常用的除皺精油，人們使用它來保養皮膚以有數千年歷史，可減少皺紋。乳香精油在古時候就是非常流行的精油了，乳香精油是來自於乳香樹脂，乳香精油散發著溫馨的清純的木質的香氣，又有淡淡的果香，可以讓人感覺到放鬆和舒緩，具有放慢及加深呼吸的效果。乳香精油有益於生殖泌尿管道，能紓解膀胱炎、一般性的陰道感染。

- 沒藥（Myrrh）是一種殺菌劑，對治療創傷的效果非常好，對於久傷不癒特別有用，對濕疹的皮膚症狀特別好，具有抗黴菌功能，對於治療香港腳也是不錯，亦可治療陰道炎的，可迅速減輕發癢和其他不舒服的症狀，適用於念珠菌引起的陰道炎，提醒懷孕期間不要使用。

- 檸檬馬鞭草精油（Lemon Verbena）自古以來就被視為藥草，中古世紀的藥點中提到檸檬馬鞭草用途廣泛，主要是治療傷口，對於發炎情形特別有效，可以安神，並可治療身體不適，治療青春痘，改善浮腫以及保濕皮膚，但不能直接用在臉部，必須稀釋釋，不能直接用於臉部，要避免日曬。

- 桉油醇迷迭香精油（Rosemary Cineol）用途廣泛，藥理上還有殺菌、抗氧化作用，可治療頭痛、神經緊張、胃口不佳，提煉的精油可製造古龍水，加入洗髮精還可去除頭皮屑，來按摩頭皮，可強化髮質使髮色煥發光澤，使秀髮烏溜亮麗。加熱作用可滋養皮膚，對於鬆弛無彈性的臉、頸部很有益處，因為迷迭香有絕佳的收斂效果，使肌膚緊實富彈性。迷迭香精油強大的穿透力使它成為治療呼吸系統的良藥，從普通感冒，鼻喉黏膜炎，鼻竇炎到氣喘等都很有效。迷迭香屬高度的刺激不適合高血壓、癲癇患者和嬰幼兒。因為能通經，所以婦女要避免在懷孕期間使用。

- 茶樹精油（Tea Tree）是萃取自澳洲茶樹（Melaleuca alternifolia）所產生的精油，因具有抗菌效果，因此數百年來在天然療法中，常被廣泛應用改善皮膚等感染問題。一次世界大戰期間，茶樹精油就曾作為澳洲軍隊的第一線急救物品，用於治療感染、燒傷及蚊蟲叮咬。大量的實證也發現茶樹精油的確具有抗細菌、真菌、病毒等效果。

- 大西洋雪松精油（Cedre Atlas）中具有很高含量的雪松烯和雪松醇，對肌膚與頭髮有很好的收斂及清潔作用。因此雪松常用於清潔抑制頭髮皮膚上細菌與寄生蟲的繁衍，成為保養肌膚與頭皮的常備之物，尤其可以調理油性肌膚。也被認為能有效促進頭皮排毒，保護及潔淨頭皮，甚至對於禿頭症也有幫助。

- **野生高地真正薰衣草精油**（Lavender Vera Wild）可以幫助穩定煩躁的情緒，晚上有充足深沉的睡眠，具有平衡的作用，他們都是良好的殺菌劑，配合使用可以控制肌膚表面細菌的生長。茶樹和薰衣草一樣具有殺菌效果，是最適合調理痘痘的精油，薰衣草精油也有祛除疤痕的功效。使用過多造成低血壓，對胎兒及孕婦皆有影響氣喘患者也容易引起過敏，高地薰衣草屬質地較溫和，可少量使用。

- **胡蘿蔔籽精油**（Carrot Wild）以美白功效著稱，因為胡蘿蔔本身就含有大量的維他命A，能強化紅血球，所以可以改善膚色，使皮膚更緊實有彈性，還可淡化斑點，預防皺紋之生成。這精油雖然不是想像的胡蘿蔔味道，但不是香氛精油，可搭配佛手柑或是薰衣草當臉部保養，或者自己喜歡的味道，避免懷孕期間使用。

- **依蘭依蘭精油**（Ylang－ylang）有催情抗憂鬱、抗菌、降低血壓、鎮靜等作用。依蘭伊蘭精油對皮膚和頭髮都有很好的保養作用，無論乾性還是油性的皮膚，都是很好的選擇，可以用於日常的保養、按摩。依蘭精油對頭皮有刺激和補強的效果，能使新生的頭髮更具光澤，避免在懷孕期間使用。

- **野馬鬱蘭／牛至精油**（Oregano Wild）能抗病毒、抗菌、抗寄生蟲、抗氧化、助消化及減緩過敏反應，是具有療效的藥草，研究發現牛至油能消滅許多經由食物傳播的細菌像是沙門氏菌、曲狀桿菌、大腸桿菌及葡萄球菌，對於香港腳治療（灰指甲）也有功效，還有像是念珠菌甚至是超級細菌MRSA（抗藥性金黃色葡萄球菌）都能輕鬆被牛至油殲滅，提醒避免在懷孕期間使用。

- **玫瑰草精油**（Palmarosa）一直是用來治療發燒和感染等病症，在傳統印度醫學中，它是非常有效的殺蟲劑，治療腸胃炎等腸道感染尤其有效，它可以在快速殺死大腸桿菌，亦是消化系統的刺激劑，非常適合治療食欲不振或消化滯留等病症。玫瑰草也很適合保養皮膚，它可以刺激細胞新生，具有保濕以及平衡油脂分泌的作用。如果長期使用，它還可以撫平皮膚上的幼小細紋和脖子上的皺紋。

- **佛手柑精油**（Bergamot）能安撫，又能提振精神，因此是焦慮、沮喪，神經緊張時的最佳選擇。清新的特性，能安撫憤怒和挫敗感，也許是因為它降低了交感神經的作用所致。使用後，避免曝曬於強烈的日光下，因為它會增強皮膚對日光的敏感程度皮膚會變黑。

除了標準防彈咖啡之外，也會把黑咖啡只加入初榨椰子油（有時不想咖啡有椰子味道，也會使用椰子油蒸餾的MCT oil），放入保溫杯蓋緊搖一搖，讓咖啡跟油混合均勻。110ml熱黑咖啡搭配1～1.5湯匙的初榨椰子油，以個人經驗咖啡量過多會有心悸問題，畢竟少了草飼奶油，阻擋不了太多的咖啡因在身體的反應。通常會選擇阿拉比卡豆，因為咖啡因含量低，脂肪含量也比羅布斯塔多，提醒不要加牛奶，不要加糖或是果糖。這並不是正常的早餐，但不會讓人感到飢餓，也是可以擁有精神好的早晨，中午餓了再吃，這是所謂的間歇性斷食。

有時間早上用摩卡壺煮咖啡，沒時間就會用Nespresso代替，選擇大杯咖啡約110ml搭配1～1.5湯匙初榨椰子油，也可選擇香草膠囊，跟椰子油是很搭的，增添風味又不是高糖的香草糖漿。

# 簡易食譜

## 1）椰子油無麵粉布朗尼蛋糕

by奶油街低糖甜點工作室

www.butterstreet.blogspot.com/

【份量】5吋

【材料】
中型雞蛋兩顆約100克
椰子油75克（液態）
70%苦甜調溫巧克力90克（追求更少糖量可用％數更高的巧克力）
美國杏仁粉90克
檸檬汁1／2顆

【作法】
先準備一隻小鍋子燒水，在上面放一個玻璃碗，將巧克力放入玻璃碗隔水加熱融化後，將碗移開鍋子再將杏仁粉和椰子油加入並且攪拌均勻。

準備一個五吋蛋糕模，如果不是底座可分離的蛋糕模可先撲上一張烘焙紙較易脫模。烤箱預熱至180℃。

將兩顆雞蛋的蛋黃和蛋白分開，用電動打蛋器將蛋黃打發至發白，在拌入先前的巧克力椰子油和杏仁粉湖，成為巧克力蛋黃糊。

在蛋白中加入5～6滴的檸檬汁，用電動打蛋器將蛋白打發至濕性發泡（將打蛋器提起會有一個微彎的尖角）。將打發蛋白拌勻入之前的巧克力蛋黃糊中，盡量均勻都不要有大塊的蛋白顆粒即可。

倒入蛋糕模後將表面稍微磨平。烤20～25分鐘，中間用竹籤插入取出乾淨就表示烤好。

等蛋糕完全放涼後再脫模，此款蛋糕可以冷藏保存也可以室溫保存多日，冷藏保存後若口感變得太硬也可至於烤箱回烤。

## 2）可平衡水果甜度的椰香優格芒果冰沙

by奶油街低糖甜點工作室

www.butterstreet.blogspot.com/

【份量】300克x2杯

【材料】

芒果兩顆約250克

椰奶一罐約400克（要注意不要買到有加玉米糖漿的）

無糖優格隨意

冰塊數顆

【作法】

全部放入果汁機裡打10秒就完成了～可先在杯底加上幾吃匙椰奶做漸層效果。

www.butterstreet.blogspot.com/

## 3）第一次做就成功的椰汁咖哩雞

【份量】3～4人

【材料】

雞肉棒棒腿4隻或是去骨雞排雞胸肉

馬鈴薯1顆

紅蘿蔔1條

洋蔥1～2顆看喜好

紅辣椒1條

咖哩粉3大茶匙或是市售咖哩塊

鹽巴1／2茶匙

椰漿200ml

清水1000ml

【作法】

紅蘿蔔馬鈴薯切塊，先放大同電鍋蒸一下比較易軟，洋蔥／紅辣椒切細條。放入1.5湯匙椰油將洋蔥爆香後再加入紅辣椒，炒至微金黃色時加入雞腿肉，雞肉炒到半熟後加入紅蘿蔔及馬鈴薯伴炒3～5分鐘。加入清水1000ml輕輕攪拌至水煮開後加入咖哩粉及鹽巴攪勻，試味後加蓋小火炆煮20分鐘，加入椰漿煮開悶下入味即可，這時也可加多點椰油可以趁機攝取多些椰油。咖哩搭配白飯當然是絕配，想要攝取少點碳水化合物就可以搭配藜麥，藜麥跟白米或是糙米都可以混搭一起煮，口感也相當的好。

## 4）提升免疫力的椰子油番茄蛋花湯

【份量】3～4人

【材料】

牛蕃茄5～6顆（大約600克）

蔥兩支

蛋3～4顆

【作法】

用 1.5 湯匙椰子油將蔥爆香，放入切塊的牛蕃茄，炒到稍軟番茄上色皮略分離，同時在旁燒好開水 1500ml 倒入番茄開始煮湯，將分離的番茄皮挑起來，再打入蛋花就可以食用。一般水果要趁新鮮生食，烹煮易流失維他命 C，而蕃茄卻是要經過烹煮，才能釋放更多的茄紅素，有兩個方法可放大番茄裡茄紅素：第一是加熱；第二是加油。番茄的茄紅素只溶於油，不溶於水。所以把番茄打碎並加入油脂烹煮，人體更容易吸收其中的營養成分。感冒的時候喝上幾碗滿滿椰子油茄紅素蛋花湯，總是能舒緩感冒症狀，是家裡必備對抗感冒的好料。

## 5）海鮮餅

【份量】3～4人

【材料】
鮮蝦仁半斤洗淨去腸泥
魚漿半斤（或花枝漿亦可）
洋蔥1／4顆切碎
高麗菜少許切碎
蝦仁切顆粒狀

【作法】
以上少許香油全部混合，抹在春捲皮上，並用另一張春捲皮壓在上面，稍微抹平。

油鍋加熱到120℃的時候可放入海鮮餅，不要太高溫開始，就可以把蝦餅炸到最酥脆的狀態，整個過程大約4分鐘，到達160℃，就可酥脆起鍋。

## 6）綜合椰子油炸物

因為很喜歡吃鹹酥雞，但常覺得吃完脹氣消化不良，打嗝都油膩，最糟的感覺是已經站在鹹酥雞攤前面，但聞到油很臭，實在無法繼續下去，應該是因為植物油已經反覆加熱，甚至已經超過冒煙點，油品已經耗掉。為了健康，也是因為好奇，用初榨椰子油來做了炸物拼盤實驗，有部分報導指出初榨椰子油不適合油炸，因為冒煙點只有177℃。但經由搭配溫度計實驗，其實初榨椰子油只要160℃也是可以把雞腿炸的很酥脆，同時也實驗反覆加熱油炸，也是不會有耗掉的味道，但是切記不可過冒煙點，這樣才是確保品質穩定的不二法門，即使反覆加熱初榨椰子油，我們身體攝取進去還是好的油脂。

以下幾道炸物請家中大廚舅舅一旁代為操作，也提供簡易炸物食譜，在家可以吃的安心，雖然成本看似過高，但只要我們好好使用不過冒煙點，可以反覆油炸，即時使用幾個月也沒問題，換算下來不算貴，全家人吃的健康，吃的安心也是值得。

準則1.5瓶初榨椰子油（750ml）先熱鍋，將火關起來，再放入初榨椰子油，這樣是避免鍋子有水，熱鍋冷油，這樣安全一點，使用家庭用爐火中火。

## 7）雞腿塊＋雞翅

【份量】3～4人

【材料】

雞腿2隻切成3x3公分大小塊狀，去骨的肉雞就可。

醃料，蒜頭3顆，鹽巴1／4茶匙，香油少許，砂糖1／2茶匙。

麵糊作法，蛋黃1顆，低筋麵粉1小碗，酥炸粉1小碗，加水調成糊狀，不要太稠。

【作法】

油鍋加熱到130℃，陸續放入雞腿跟雞翅，記住不要泡油，東西剛放下去的時候，油的溫度會降個幾度，大約在3分鐘的時候，大約會維持在130度，注意不要太高溫，不要外面都黑了，裡面還不熟。大約6分鐘的時候會到160℃，漸漸的雞肉裡面的水分會被逼出來，等到雞外皮漸漸被上色，開始會聽到逼逼啵啵，因為水分被釋放出來，起鍋前可以火稍微大一點點，就可以完全把水分逼出，就可以炸得非常的酥脆，同時也是快熟的意思，慢慢從比較小尺寸雞塊拿起來，在旁邊瀝油（油可渣渣除掉後繼續下次使用）。4人份量的雞塊跟雞翅，因為放不下的關係，所以分了兩次油炸，單次花了11分鐘，溫度設定在160℃就可以炸的非常酥脆，一點都不輸氫化植物油。

## 8）炸明蝦天婦羅

【份量】3～4人

【材料】

草蝦4隻

乾麵粉少許

麵糊少許

【作法】

草蝦或大蝦去殼留尾巴除腸泥，腹部剖開不可斷，背部微壓，造成蝦背肌鬆散，置入盤上，撒少許胡椒、塩、低筋麵粉。

麵糊作法同炸雞，先裹乾麵粉，再裹濕麵粉，緩慢滑入油鍋，再等油熱至120℃沾麵糊炸，即可經過2.5分鐘就可以起鍋。

## 9）四季豆天婦羅

【份量】3～4人份

【材料】

四季豆1斤

乾麵粉少許

麵糊少許

【作法】

一樣先裹乾麵粉，再裹濕麵粉，經過2分鐘就可以起鍋，油溫在160℃就可以。

測試油炸食譜當天中午晚餐總共來回加熱10次，等冷卻之後，觀察油的變化，發現重複加熱的椰子油椰子味已完全消失（食物本身也是沒有椰子味），油的顏色稍微泛黃，但味道還是很香，添加了一點雞油的香氣，估計是因為雞皮的關係。油冷卻後把多餘雜質去除，這時油只剩下一半，包鮮膜封好室溫靜置。約莫三個星期過後把剩下椰子油拿出來聞一聞確定沒有油耗味，繼續使用拿來油炸海鮮煎餅，沒有意外的食物也是一樣美味也沒有油耗味。

「自愛是減肥的唯一辦法。」

——多明妮克・洛羅／理想的簡單生活

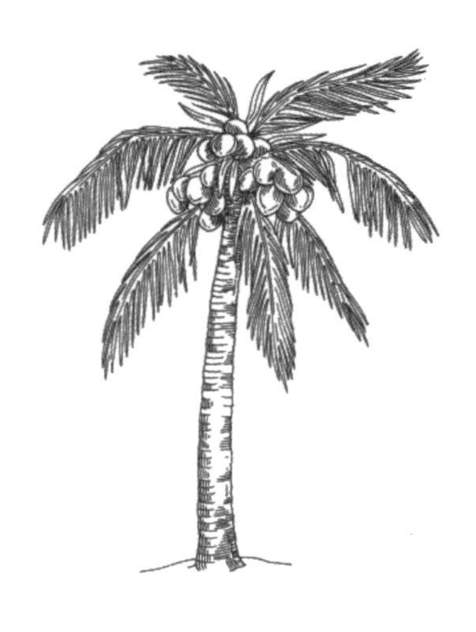

# 參考文獻

REFERENCE

https://www.ncbi.nlm.nih.gov/m/pubmed/11033985/

Endogenous fat oxidation during medium chain versus long chain triglyceride feeding in healthy women.

健康女性體內脂肪對中鏈與長鏈脂肪的反應。

https://www.ncbi.nlm.nih.gov/pubmed/?term=virgin+coconut+oil+to+lactation

Can coconut oil and treadmill exercise during the critical period of brain development ameliorate stress-related effects on anxiety-like behavior and episodic-like memory in young rats?

在大腦發育的關鍵時期，椰子油和跑步機訓練可以鍛煉幼鼠對焦慮和壓力的反應嗎？答案是可以的。

https://www.ncbi.nlm.nih.gov/pmc/articles/PMC4277814/#!po=39.4231

The Addition of Medium-Chain Triglycerides to a Purified Fish Oil Based Diet Alters Inflammatory Profiles in Mice

魚油的飲食中加入中鏈甘油三酯（MCT）會降低改變小鼠發炎情況。

https://www.ncbi.nlm.nih.gov/pubmed/6849272
Overfeeding with medium-chain triglyceride diet results in diminished deposition of fat.
中鏈脂肪飲食比長鏈脂肪飲食減少脂肪堆積。

https://www.ncbi.nlm.nih.gov/pmc/articles/PMC3226242/#B15
An Open-Label Pilot Study to Assess the Efficacy and Safety of Virgin Coconut Oil in Reducing Visceral Adiposity
攝取初榨椰子油可降低內臟脂肪。

https://www.ncbi.nlm.nih.gov/pubmed/29079969
Coconut Products Improve Signs of Diet-Induced Metabolic Syndrome in Rats.
椰子產品改善大鼠代謝症狀。

https://www.ncbi.nlm.nih.gov/pmc/articles/PMC5509134/
Effects of coconut oil on glycemia, inflammation, and urogenital microbial parameters in female Ossabaw mini-pigs
椰子油對小母豬的血糖、炎症和泌尿生殖細菌參數的影響。

https://www.ncbi.nlm.nih.gov/pmc/articles/PMC4382606/
Effect of coconut oil in plaque related gingivitis
使用椰子油油拉可能是減少牙菌斑形成和牙齦炎的有效輔助手段。

https://www.ncbi.nlm.nih.gov/pmc/articles/PMC3457741/
Virgin Coconut Oil Supplementation Prevents Bone Loss in Osteoporosis Rat Model
初榨椰子油有效改善骨質流失，由於VCO具有抗氧化作用。VCO可以預防骨質疏鬆症尤其是停經後婦女。

https://www.ncbi.nlm.nih.gov/pmc/articles/PMC3146349/Coconut oil predicts a beneficial lipid profile in pre-menopausal women in the Philippines

攝取椰子油可能對停經前婦女健康血脂有幫助。

https://www.ncbi.nlm.nih.gov/pmc/articles/PMC4511588/

Soybean Oil Is More Obesogenic and Diabetogenic than Coconut Oil and Fructose in Mouse: Potential Role for the Liver

在小鼠實驗中，大豆油比果糖或椰子油更不利於代謝健康，增加肥胖與糖尿病風險。

https://www.ncbi.nlm.nih.gov/pubmed/17584023

calcium metabolism and oxidative stress in bone fractures role of antioxidants

鈣的代謝和抗氧功能對骨質疏鬆的影響。

Bredel, Matthew.（2008）Coconut Oil: Candida Cure.

http://www.prancetechnology.com/the-coconut-oil-and-low-carb-solution-for-alzheimer-s.pdf

[PDF]The Coconut Oil And Low-Carb Solution For...- Prance Technology

高脂肪搭配低碳水化合物飲食對阿茲海默症的影響。

https://www.ncbi.nlm.nih.gov/pubmed/26766547

Can ketones compensate for deteriorating brain glucose uptake during aging? Implications for the risk and treatment of Alzheimer's disease.

酮體可以彌補腦衰老過程中對葡萄糖攝取嗎？阿爾茨海默病風險和治療。

https://www.ncbi.nlm.nih.gov/pubmed/25911003

Medium-chain triglyceride ameliorates insulin resistance and inflammation in high fat diet-induced obese mice.

中鍊脂肪改善肥胖小鼠的胰島素抵抗和炎症。

http://mctlift.com.br/site/artigos/22.pdf

Effects of dietary medium-chain triglyceride on weight loss and insulin sensitivity in a group of moderately overweight free-living type 2 diabetic

中鏈脂肪對第二型糖尿病人體重減輕和胰島素的影響。

https://en.m.wikipedia.org/wiki/Atkins_diet

The Atkins diet, also known as the Atkins nutritional approach, is a commercial weight-loss program devised by Robert Atkins.

阿特金斯飲食是一種低碳水化合物飲食，減少碳水化合物是減肥的「關鍵」。

https://zh.m.wikipedia.org/zh-tw/生酮飲食

生酮飲食（英語：ketogenic diet）是一種高脂肪、適量蛋白質和低碳水化合物飲食，透過強迫人體燃燒脂肪而非碳水化合物，模擬飢餓狀態，在醫學上主要用於治療兒童的困難控制型癲癇。

根治飲食
賴宇凡（2012）。要瘦就瘦，要健康就健康。台北：如果出版社。

國家圖書館出版品預行編目資料

今天就愛上椰子油／楊志菁著. --初版.--臺中市：白象文化，2019.1
面； 公分
ISBN 978-986-358-747-7（平裝）
1.椰子油 2.健康飲食
411.3 107018587

# 今天就愛上椰子油

作　　者　楊志菁
校　　對　楊志菁
編　　者　雲婷
專案主編　黃麗穎
出版編印　吳適意、林榮威、林孟侃、陳逸儒、黃麗穎
設計創意　張禮南、何佳諠
經銷推廣　李莉吟、莊博亞、劉育姍、李如玉
經紀企劃　張輝潭、洪怡欣、徐錦淳、黃姿虹
營運管理　林金郎、曾千熏
發 行 人　張輝潭
出版發行　白象文化事業有限公司
412台中市大里區科技路1號8樓之2（台中軟體園區）
出版專線：（04）2496-5995　傳真：（04）2496-9901
401台中市東區和平街228巷44號（經銷部）
購書專線：（04）2220-8589　傳真：（04）2220-8505
印　　刷　基盛印刷工場
初版一刷　2019年1月
定　　價　350元



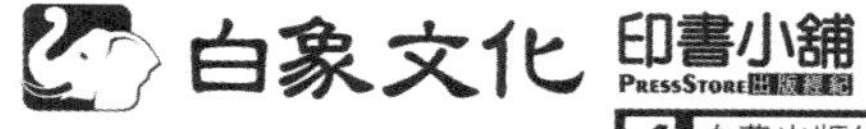